糖尿病怎么吃，

一查就知道

大连市中心医院营养科主任　王兴国
大连职业技术学院酒店管理
（厨艺专业）主任　　刘　丹 ◎著

油脂

谷类　蛋类　坚果

加碘盐　蔬菜　鱼虾类

薯类　　　　杂豆　水果

畜肉类　奶类　禽肉类　豆制品

吉林科学技术出版社

图书在版编目（ＣＩＰ）数据

糖尿病怎么吃，一查就知道 / 王兴国，刘丹著. --
长春：吉林科学技术出版社，2014.7
ISBN 978-7-5384-8031-3

Ⅰ. ①糖… Ⅱ. ①王… ②刘… Ⅲ. ①糖尿病－食物
疗法 Ⅳ. ①R247.1

中国版本图书馆CIP数据核字（2014）第149386号

糖尿病怎么吃，一查就知道

著　王兴国　刘丹
出 版 人　李　梁
策划责任编辑　隋云平
执行责任编辑　张延明
封面设计　长春创意广告图文制作有限责任公司
制　　版　长春创意广告图文制作有限责任公司
开　　本　710mm×1000mm　1/16
字　　数　200千字
印　　张　13.5
印　　数　1-8000
版　　次　2015年7月第1版
印　　次　2015年7月第1次印刷
出　　版　吉林科学技术出版社
发　　行　吉林科学技术出版社
地　　址　长春市人民大街4646号
邮　　编　130021
发行部电话/传真　0431-85677817　85635177　85651759
　　　　　　　　　　　　　85651628　85600611　85670016
储运部电话　0431-86059116
编辑部电话　0431-85659498
网　　址　www.jlstp.net
印　　刷　延边新华印刷有限公司
书　　号　ISBN 978-7-5384-8031-3
定　　价　39.90元

前 言

  如果你问糖尿病患者可以吃什么？作为有二十多年临床营养工作经验的营养医师，我可以从不同的层面来回答。最简单的回答是，什么都可以吃，或者说普通人吃的食物糖尿病患者都可以吃。这回答看起来有点儿不得要领，但的确是糖尿病饮食最基本的原则。糖尿病这也不能吃，那也不能吃的说法是非常错误的。食物多样化，即包括谷类、蔬菜、水果、豆类、奶类、蛋类、肉类、鱼虾、油脂、调味品等是糖尿病食谱的基本特点。

  糖尿病患者什么食物都可以吃，但要做到总量控制。这是对上一问题略显复杂但更为准确的回答。总量控制不仅仅是要控制各种食物的重量（单位是"克"）及其总和，更关键的是要控制每日各种食物的能量（单位是"千卡"）及其总和。一说到能量摄入，就离不开查表和计算，就显得复杂了。但其实还有更简捷的方法，那就是控制体重。因为体重反映了能量摄入和能量消耗之间的平衡，所以只要体重合理，那么就说明能量摄入是合理的。

  多样化的食谱，加上合理的体重（即总量控制），就抓住了糖尿病饮食的核心，但还不够全面。因为每餐食物搭配是影响餐后血糖高低的主要因素之一，所以糖尿病患者应掌握降低餐后血糖的搭配方法。其中关键措施是计算、换算或凭经验估算、监测碳水化合物摄入（《美国糖尿病协会（ADA）糖尿病诊疗标准（2012）》）。

食物搭配不仅影响餐后血糖，还影响空腹血糖、血脂、血压等代谢指标，对控制糖尿病并发症（如血脂异常、高血压、动脉粥样硬化等）也有重要作用。如此说来，重视每餐食物搭配，绝不仅仅是糖尿病患者的特殊要求，其他人为预防慢性病考虑，也应该重视食物搭配，遵循类似的搭配原则。简而言之，糖尿病饮食就是健康饮食的代名词！是普通饮食的健康升级版！在我看来，糖尿病不是一个禁止我们吃这吃那的理由，相反，糖尿病是一个促使我们吃得更好、更健康、更有品位的理由。

食物多样化、能量控制、碳水化合物计算以及每餐食物搭配，构成了本书的关键词。要让读者掌握其基本原理和方法，更重要的是，让读者能直接查阅其计算结果和食谱示例。

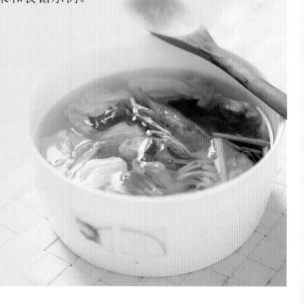

目录

CONTENTS

第五章
蔬菜类菜肴

**第六章
肉类菜肴**

一、猪肉类

**第七章
鱼虾（水产品）菜肴**

一、鱼　类

第八章
大豆制品类菜肴

第九章
蛋类菜肴

第一章

食物多样性

没有什么是糖尿病患者不能吃的！

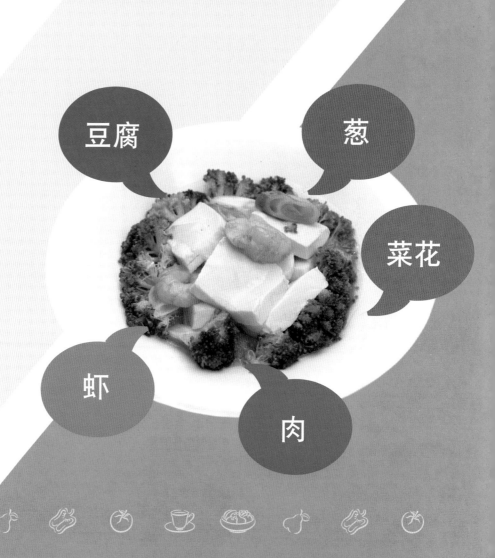

豆腐

葱

菜花

虾

肉

1 食物多样化

吃各种各样的食物，这对于糖尿病患者同样重要。

糖尿病患者可以吃哪些食物呢？ 让我们看看中华医学会《中国2型糖尿病防治指南2010》给出的建议：

表1-1 糖尿病患者及普通成年人平均每日膳食结构组成

序号	食物类别	参考重量（克）		备注
		糖尿病患者[1]	普通成年人[2]	
1	谷类、杂豆、薯 类	250～400	250～400	干 重
2	蔬 菜	300～500	300～500	生 重
3	水 果	200～400	200～400	
4	鱼虾类	50～100	75～100	鲜 重
5	畜禽肉类	50～75	50～75	鲜 重
6	蛋 类	25～50	25～50	0.5～1个
7	大豆、坚果	30～50	30～50	干 重
8	奶 类	250～400	300	液 体
9	油 脂	25～30	25～30	
10	加碘盐	6	6	

[1]《中国2型糖尿病防治指南2010》中建议糖尿病患者食用的十大类食物。
[2]《中国居民膳食指南2007》中国营养学会给出的普通成年人膳食结构组成。

两者对比你会发现惊人的一致。你可以把一致性结果表述为"糖尿病患者应该像普通人一样吃饭"（前提是普通人膳食结构符合推荐，而不是随便乱吃），也可以表述为"普通人应该像糖尿病患者一样进餐"（前提是糖尿病膳食结构符合推荐，而不是处处禁忌），但我更愿意说，糖尿病患者与普通人应遵循共同的健康饮食搭配原则。

其中最基本的搭配原则是多样化。最理想的多样化食谱是每一天都能吃到全部十大类食物，但这通常较难。退而求之，在一段时间内，比如三五天或者一周之内能吃到全部十大类食物也是可以的。

如果长期（超过数周）不吃某一类别的食物（比如奶类或鱼虾），可以通过增加同类食物（如大豆制品或者肉类），否则就违背了食物多样化原则。

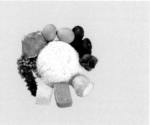

设计糖尿病食谱时，每天都要尽量摄入更多种类的食物，并尽量在较短的时间周期内吃遍全部十大类食物。

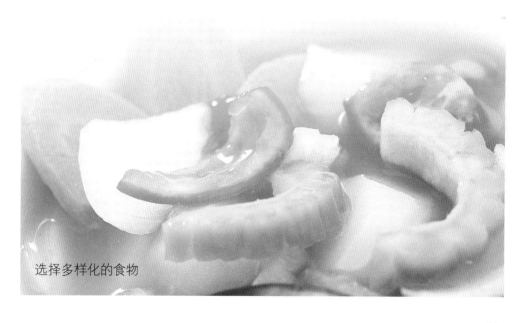

选择多样化的食物

2 计算食物重量

比"吃什么"更重要的是"吃多少"。

食物搭配不仅要种类齐全，还要求各类食物的重量大致合理。由表1-1可知，不论糖尿病患者，还是普通人的饮食结构组成，各类食物的重量大都是可变的范围值，而不是固定的单一值。因为不同的人能量需要是不同的。一般地，身材高大、男性、年轻、体力活动较多的人要吃得多一些，而身材偏矮、女性、年长、体力活动较少的人要吃得少一些，以便实现能量摄入和能量消耗的平衡，这对控制血糖和体重都非常关键。那么某一特定身高、性别、年龄和体力活动的人，他到底需要吃多少食物呢？

这就要通过简单的计算才能得出。首先要确定他每天应该摄入的能量。然后调整碳水化合物、蛋白质和脂肪的比例，达到最佳组合，以满足其代谢目标和个人偏好（《美国糖尿病协会（ADA）糖尿病诊疗标准（2012）》）。最后据此计算出他每天要吃多少食物。

确定每天应该摄入的能量　　　　计算出每天要吃多少食物

调整碳水化合物、蛋白质和脂肪的比例，达到最佳组合

有些食物（如主食、肉类、水果等）含有很多能量，对血糖影响很大，需要较准确的计算加以控制，而有些食物（如蔬菜、低脂奶类）含能量较低，对血糖影响较小，只需大致估算即可。

碳水化合物是血糖最直接、最主要的来源，所以主食对血糖的影响超过其他类别食物，是糖尿病饮食控制的焦点。

3 主 食

主食是糖类的主要来源，是控制血糖的焦点。

（1）严格控制主食总量

主食指谷类（如大米、面粉、玉米等），但又不限于谷类，还包括杂豆类（如绿豆、红豆、扁豆等）以及薯类（如红薯、马铃薯、芋头等）。它们共同的特点是含有大量碳水化合物，也提供少量蛋白质、B族维生素和膳食纤维等。主食能提供大量能量，对体重也有重要影响。因此，计算或估算主食摄入量是非常关键的措施。

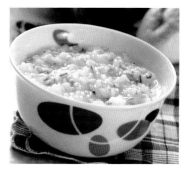

杂粮主食餐后血糖值升高较慢

（2）粗细搭配，粗多细少

除了主食的重量，主食的品种也会明显地影响餐后血糖。同样重量（碳水化合物）的不同主食（比如全麦面包和白面包），进食后对血糖的影响不同（前者低于后者）。众所周知，粗粮（如黑米、玉米、燕麦、荞麦等）、杂豆类（如绿豆、扁豆、四季豆等）升高餐后血糖速度较慢，而同样重量的白米饭、白馒头则升高餐后血糖较快，不利于血糖控制。因此，增加粗粮比例、粗细搭配（以粗为主）是糖尿病饮食十分重要的原则。此外，糯米、黄米等黏性较大的谷物升高餐后血糖也很快。

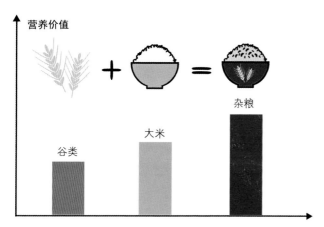

谷类与其他食物搭配食用

（3）烹调加工影响血糖

主食的烹调加工方法也影响餐后血糖。煮粥，尤其是长时间煲制的烂白米粥，因为易于消化可明显升高餐后血糖。与不发酵面食相比，发酵面食一般升高餐后血糖的作用较强。油炸（如炸油条）、油煎（如烙饼）或加入油脂（如方便面）的主食餐后血糖较低，但由于含有大量油脂和能量，不在糖尿病饮食推荐之列。

膨化食品（如薯条、雪米饼、薯片、虾条、虾片等）会使餐后血糖较高，且营养价值较低，亦不推荐。

（4）巧妙搭配降血糖

主食与其他食物（如肉类、鱼虾和蔬菜等）搭配食用也会使餐后血糖下降。单独吃馒头、米饭或面条会使餐后血糖明显升高，如果再搭配肉类、鱼虾或蔬菜，则餐后血糖升高速度大幅降低。所以主食类食物不要单独食用，而是与鱼虾、肉类、蛋类以及蔬菜搭配食用。谷类与其他食物搭配食用，可以发挥蛋白质互补作用，提升一餐的营养价值。

实际上，衡量某种主食或其他食物影响餐后血糖的常用指标是血糖生成指数（GI）。某种食物GI较大则说明餐后血糖水平较高，GI较小则说明餐后血糖水平较低。比如大米饭的GI是83.2，扁豆的GI是26.0，扁豆米饭的GI是

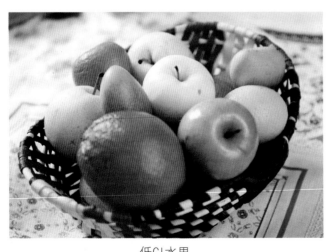

低GI水果

68.9。常见食物GI值见本书附录表格。

　　血糖生成指数（GI）在1981年由加拿大学者詹金斯（Jenkins）提出，是衡量食物引起血糖反应的一项有效生理学指数，如今已广泛应用于糖尿病及其他慢性病的防治。

　　某种食物的GI数值是用人体试验的方法检测出来的。GI的定义为含50克碳水化合物（糖类）试验食物的血糖应答曲线（试验者吃下该食物后，依一定的时间顺序，多次抽取血液并化验血糖，建立以时间为横轴、以血糖水平为纵轴的曲线）下面积，并与含等量碳水化合物标准参考物（葡萄糖或白面包）的血糖应答曲线下面积相比，计算相对数值。

　　血糖生成指数（GI）实际反映的是食物中糖类消化吸收速度的快慢。凡是容易消化的食物，进食后很快消化吸收（"快吸收"），即糖类很快以血糖（葡萄糖）的形式进入体内，故而GI较高；反之，凡是不容易消化的食物，进食后消化吸收较慢（"慢吸收"），即糖类以血糖形式进入体内较慢，故而GI较低。

　　一般认为，GI数值在55以下的食物是"低GI 食物"，糖尿病患者宜多选用；GI数值超过70的是"高GI 食物"，糖尿病患者要尽量少吃；GI数值在55~70之间的是"中等GI食物"，糖尿病患者可适当选用。但千万不要以为粗粮、豆类等低GI 食物就可以不加限制

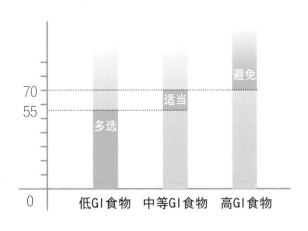

地随便吃，因为进食某种食物的餐后血糖不仅取决于该食物的GI数值大小，还取决于食用量的多少。也就是说，即使是低GI 食物，吃得多的话一样会使餐后血糖大增。一次吃2碗粗粮饭对血糖的不利影响要超过1碗白米饭。

4 蔬 菜

各种蔬菜是糖尿病患者的好食材。

（1）蔬菜具有特殊价值

蔬菜是膳食纤维、钾、钙、镁、维生素C、维生素B_2、叶酸、胡萝卜素以及各种植物化学物质的重要来源，具有很高的营养价值。绝大多数蔬菜中淀粉或其他糖类都很少，进食后升高血糖的作用很弱。蔬菜与主食类食物搭配食用时，还会延缓主食类食物的消化吸收，降低其餐后血糖升高幅度。

西蓝花是很好的选择

蔬菜的另一个重要作用是增加饱腹感，且不增加或较少增加能量摄入。很多糖尿病患者需要减轻体重，也就是要减少能量摄入，这通常会导致饥饿难耐。此时，多吃蔬菜几乎是不二之选。一般地，糖尿病患者每天蔬菜摄入量应接近500克或更多，做到一日三餐均有蔬菜。

➤ 需要注意的蔬菜

根茎类蔬菜主要包括白萝卜、胡萝卜、竹笋、甜菜头等，营养价值不低，且耐储藏，但含糖类稍多，且血糖生成指数（GI）较高，糖尿病患者不宜大量食用，尤其是胡萝卜和甜菜。

另一类值得注意的蔬菜是薯芋类，包括马铃薯、红薯、芋头、山药、莲藕、荸荠等。它们含有较多淀粉，应归为主食的范畴，代替粮食（谷类）食用。在不减少主食摄入量的情况下，把薯类当做蔬菜大量食用是十分错误的。

（2）值得推荐的蔬菜

绿叶蔬菜向来是蔬菜的典型代表，营养价值超一流。常见绿叶蔬菜有菠菜、油菜、生菜、菜心、苦菊、韭菜、茼蒿、小白菜、空心菜、苋菜等。嫩茎类（如芹菜、蒜薹等）、花类（如西蓝花、菜花等）和茄果类（如番茄、茄子、青椒等）也是蔬菜中的佼佼者，营养价值很高。食用菌包括木耳、银耳、香菇、平菇、茶树菇、金针菇、杏鲍菇等营养价值亦较高，便于储存，食用方便。

（3）一种特殊的蔬菜——魔芋制品

魔芋中国古时称为蒟蒻，日本现在仍然沿用这样的名称。魔芋为天南星科魔芋属多年生草本植物的地下块茎，外观呈扁球形，个大，叶柄粗壮，圆柱形，淡绿色，有暗紫色斑，掌状复叶，生长在疏林下。

魔芋地下块茎先制成精粉，进一步制作成魔芋丝、魔芋块、魔芋片、魔芋球、魔芋豆腐等魔芋制品，特别适合糖尿病配餐。因为它们含有一种可以形成胶状物的黏性纤维——葡甘露聚糖，葡甘露聚糖进入小肠后，本身不能被消化吸收，又有很强的黏滞性，能吸附糖类等有机物，故而与主食搭配摄入后，能延缓主食中糖类的吸收，降低餐后血糖。

难能可贵的是，魔芋制品适用于多种烹调方法，可以炒、炖、煮、煲汤、涮火锅以及凉拌等，可以按照菜肴的种类而随意搭配。

▶ 降糖蔬菜只是传言

南瓜、苦瓜都曾经被宣传为降糖食品，为此很多糖尿病患者大吃特吃，有些企业还用它们"开发"出降糖保健品。但实际上，南瓜、苦瓜以及其他被神化为"降糖食品"的食物，它们对血糖的益处都不超过普通蔬菜，比如南瓜含糖类较多，且其血糖生成指数（GI）较高，为75，远超其他蔬菜，只宜少量食用。糖尿病患者完全没有必要追捧这些传言。

5 水 果

水果虽甜，但并不是糖尿病患者的"禁区"。

（1）糖尿病患者应该吃水果

水果是糖类（碳水化合物）重要来源之一，对血糖的影响远甚于蔬菜、肉、奶类和蛋类，所以一直受到糖尿病患者的关注。过去曾经要求糖尿病患者忌食水果，但现在几乎所有糖尿病指南都主张糖尿病患者不必禁食水果。因为水果营养丰富，而且只要食用重量和方法恰当就不会造成血糖明显升高。

（2）每天吃100～200克水果

虽然《中国2型糖尿病防治指南2010》建议，像普通人一样，糖尿病患者也可以每天吃200～400克水果，但在临床实践中，我们认为每天100～200克水果对大多数糖尿病患者而言更为稳妥，特别是有些水果血糖生成指数（GI）较大，升高餐后血糖的作用较强，如菠萝、杧果、西瓜、芭蕉、香蕉等，应以少量（100克）为佳。而其他大多数水果GI较小，升高餐后血糖的作用较弱，如苹果、梨、桃、杏、李子、樱桃、葡萄、柑、柚等，进食量可以稍多（如200克，或者更多）。

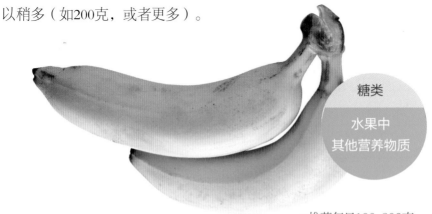

糖类

水果中
其他营养物质

■ 推荐每日100～200克

水果的甜与糖

越甜的水果含糖量越高吗？同一类水果比较，越甜的含糖越多，比如甜苹果比不甜的苹果含糖量要高一些；甜的西瓜比不甜的西瓜含糖量要高一些。但不同类别水果之间比较的话，就未必是越甜糖越多了。不同水果中蔗糖（中等甜）、葡萄糖（甜度最低，是蔗糖的0.7倍）和果糖（甜度最高，是蔗糖的1.8倍）三者比例不一样，在糖类含量相同的情况下，果糖比例越高则越甜，葡萄糖比例越高则越不甜。因此，选择水果时最好是看GI高低，而不是看甜不甜。当然，在同一种水果中，选不甜的更好些。

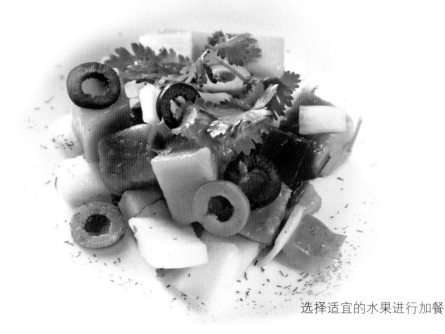

选择适宜的水果进行加餐

（3）水果适宜加餐

水果特别适合作为加餐食用。为避免糖尿病患者一餐之内摄入太多的糖类增加胰岛负担，一般不建议水果与正餐一起食用或者餐后立即吃水果。糖尿病患者吃水果的理想时间是两次正餐中间或者睡前一小时。

6 奶 类

奶类是营养全面而丰富的优质食物。

（1）奶类特别适合糖尿病患者

作为哺乳动物专门用来喂养下一代的"专利产品"，奶类营养成分齐全，组成比例适宜，易于消化吸收，具有很高的营养价值。奶类含有的优质蛋白（酪蛋白和乳清蛋白）、钙（易吸收）和维生素A等都令人刮目相看。难能可贵的是，奶类虽然含有糖类（乳糖），但血糖生成指数（GI）较低，对餐后血糖升高作用较弱。因此，推荐糖尿病患者每天饮奶250～400克（毫升）。

不喝奶的人应增加大豆制品的摄入量。因为豆腐、豆腐干、千张等大豆制品不仅富含优质蛋白，还是钙的良好来源，这一点与奶类十分相似，所以《中国居民膳食指南》膳食宝塔也把奶类和大豆制品归为一层。

（2）推荐低脂牛奶和低乳糖牛奶

市面上，奶类产品多种多样。纯牛奶、鲜牛奶、巴氏牛奶、早餐奶、酸奶、风味酸奶、低脂牛奶、低乳糖牛奶、奶酪、全脂乳

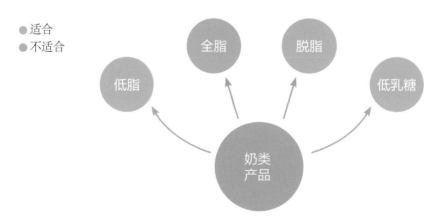

糖尿病患者选择奶类产品示意

粉、脱脂乳粉、炼乳等，除了少数添加大量糖类的奶类产品（如脱脂奶粉、甜炼乳、再制奶酪、牛奶饮料等）之外，其他大多数奶产品（包括加了少许糖类的酸奶或早餐奶等）都适合糖尿病患者选用。其中有两类产品特别值得推荐。

一类是低脂或脱脂奶类。从防治血脂异常或肥胖的角度，推荐糖尿病患者选用低脂奶或脱脂奶（但不包括脱脂奶粉）。常在产品包装上很容易找到"低脂"或"脱脂"的字样。因脂肪减少，其口感变淡，香味不足。

另一类是低乳糖牛奶。乳糖是奶类中特有的糖类，虽然GI较低，不会引起餐后血糖明显升高，但是有相当一部分人由于遗传"缺陷"无法消化吸收它，在喝奶后出现腹胀、腹部不适、腹痛、腹泻、排气增多等症状，此种现象医学上称为"乳糖不耐受"。乳糖不耐受的人可以选用低乳糖牛奶，这种乳品在加工过程中使乳糖分解掉，乳糖含量≤2%。而且低乳糖牛奶的GI很低，只有19，属于低GI食物（第十一次全国营养科学大会暨国际DRIS研讨会）。

（3）酸奶也适合糖尿病患者

另外，乳糖不耐受的人也可以选用酸奶，酸奶中乳糖含量都很低，因为它在发酵过程中已转化为乳酸（酸奶之"酸"由此而来）。市售酸奶常常添加一些糖，但一般不会对餐后血糖造成明显影响，糖尿病患者可以喝酸奶，并计入奶类总量，即与牛奶合并计算。

> 普通奶类脂肪含量为3%~4%，以饱和脂肪酸为主，还含有胆固醇。低脂奶类要减少一半脂肪和胆固醇，脂肪含量降至1.5%以下；脱脂奶类脂肪含量更低（少于0.5%），胆固醇减少了90%。

7 高蛋白动物性食物

多"瘦"少"肥"是选择动物性食物的原则之一。

除奶类外，蛋类、畜禽肉类、鱼虾类等动物性食物亦能提供高含量的优质蛋白，营养价值都很高。大豆制品也能提供较多优质蛋白，故也属于高蛋白食物，将在下一节讨论。

（1）蛋类别少也别多

蛋类是鸟类孕育下一代的卵，营养价值超高。除提供优质蛋白外，还是磷脂、B族维生素、维生素A、维生素E、维生素K、铁、锌、硒等营养素的重要来源。事无完美，蛋黄（蛋清则否）含有大量的胆固醇。1个鸡蛋黄（约18克）含272毫克胆固醇。同等重量时，鹅蛋黄、鹌鹑蛋黄胆固醇含量比鸡蛋黄更多，而鸭蛋黄比鸡蛋黄稍多。过多胆固醇（或许还包括饱和脂肪酸）对血脂非常不利，所以要加以限制。

目前要求糖尿病患者每天胆固醇摄入量不超过300毫克，因此每天摄入蛋类不宜超过1个鸡蛋（272毫克胆固醇），以0.5～1个（25～50克）鸡蛋为宜。

食用适量蛋类

（2）鱼虾多，肉类少

肉类和鱼虾是动物身体的肌肉组织，因与人身体组织有很多相似之处，而具有很高的营养价值。除优质蛋白外，还提供丰富的脂类、维生素（维生素A、维生素D、维生素E、维生素B_1、维生素B_2、维生素B_6、维生素B_{12}）、铁、锌、钾、磷、镁等重要营养素。肉类与谷类或豆类搭配食用，不但可发挥蛋白质互补作用，提升整体膳食的营养价值，而且有助于抑制餐后血糖升高幅度，降低一顿饭的整体血糖生成指数（GI）。因此，肉类和鱼虾也是糖尿病饮食结构中的重要组分之一。推荐糖尿病患者每天食用50～100克鱼虾和50～75克畜（如猪肉、牛肉、羊肉等）禽（如鸡肉、鸭肉等）肉类。

单就推荐摄入量来看，鱼虾类更多一些。这是因为鱼虾类含饱和脂肪酸和胆固醇更少，对防治血脂异常、高血压、动脉粥样硬化等糖尿病并发症十分有益。《中国居民膳食指南2007》建议，动物性食物首选鱼虾类。不过，有时受条件所限，用肉类代替鱼虾也是可行的。

（3）"瘦"多"肥"少

其实，并非所有的畜禽肉类都是高脂肪、高胆固醇的，肉类中饱和脂肪和胆固醇含量主要取决于肥和瘦。瘦猪肉、瘦牛肉、里脊肉、鸡肉（不带皮）等含饱和脂肪和胆固醇较少，而排骨、五花肉、肥瘦肉、肥牛、肥羊、鸡皮、肥鹅、肥鸭等则含大量饱和脂肪和胆固醇。糟糕的是，人们通常喜欢吃多汁的、味香的、柔嫩的肉类，而它们常常属于后者，高脂肪、高胆固醇。因此，糖尿病患者选择肉类应遵循多"瘦"少"肥"的原则，避免食用动物内脏。

鲜肉要多，肉类加工制品要少

肉类加工制品（如火腿肠、午餐肉等）的情况比较复杂。但整体而言，营养价值不高，与鲜肉类不可同日而语。且往往要添加淀粉、脂肪以及各种添加剂，不建议糖尿病患者选用。

8 大豆制品

大豆制品一直是健康饮食的组成部分之一。

大豆制品（如豆腐、豆浆、豆腐干、豆腐皮、豆腐卷、素鸡、腐竹等）一向是健康饮食的组成部分。不但能提供优质蛋白（与肉类接近），还能提供不饱和脂肪酸、B 族维生素、钙、锌、膳食纤维、低聚糖、大豆异黄酮、大豆甾醇、大豆皂苷等许多种有益健康的成分。这些成分对血脂异常、高血压、血管病变、神经病变等糖尿病

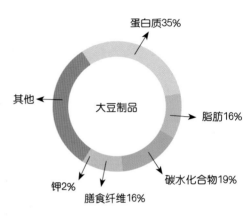

● 大豆制品的营养成分

并发症十分有益。建议普通糖尿病食谱每天都包含一定重量的大豆制品，具体重量见第二章。不过，糖尿病肾病出现肾功能不全，需要低蛋白饮食时，一般不再推荐大豆制品，其他蛋白食物亦需限量。

大豆制品富含优质蛋白，对于素食者来说，可以通过大量食用大豆制品来获取足够的蛋白质。大豆制品还富含钙，不喝奶的人要增加大豆制品重量，2倍于喝奶者或更多，以摄入充足的钙。当然，最佳的均衡饮食应同时包括肉类、奶类及大豆制品。

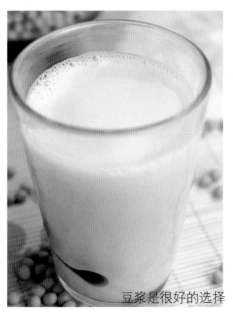

豆浆是很好的选择

9 坚 果

作为"零食"，坚果是不错的选择。

坚果富含蛋白质、不饱和脂肪酸、脂溶性维生素和微量元素，且与大豆有很多相似之处，所以常把两者合并推荐。常见的坚果有花生、西瓜籽、葵花籽、核桃、开心果、松仁、杏仁、腰果、南瓜子、榛子等。

像大豆一样，坚果（栗子、百合等除外）中几乎不含可消化吸收的淀粉或者糖类，对餐后血糖影响较小。因此很多糖尿病患者时不时吃一些坚果以缓解饥饿，但这种做法是错误的，多数坚果含有大量脂肪，如花生含脂肪45%，葵花籽50%，核桃60%，这些脂肪及其携带的大量能量对空腹血糖、血脂、体重等指标都是有害的。

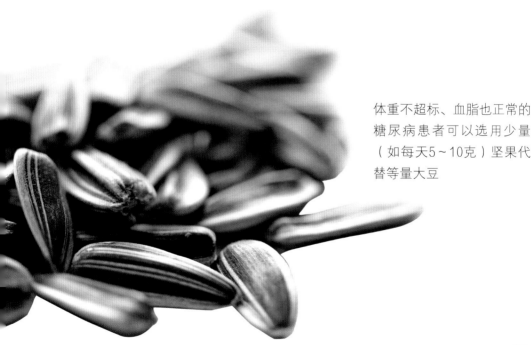

体重不超标、血脂也正常的糖尿病患者可以选用少量（如每天5~10克）坚果代替等量大豆

10 食用油

食用油的选择同样应该多样化。

（1）减少食用油

食用油虽然也提供一些营养素，如亚麻酸、亚油酸和维生素E，但主要作用是提供能量，并使食物具有香气。我国居民食用油摄入量大多超过推荐量，有调查表明，城市居民平均每人每天摄入44克烹调油，远超过中国营养学会推荐的每天25～30克。

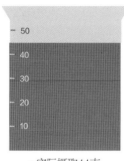

■实际摄取44克

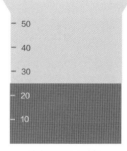

■宜摄取25~30克

（2）食用油要多样化

食用油的品种不要太单一，应该多样化。目前超市里售卖的植物油种类很多，根据营养特点，它们大致可分为3类：第一类

糖尿病患者每天宜摄入25～30克食用油，这通常意味着要"减少"食用油摄入。为此，首先要避免油炸、过油等烹调方法，多选择清淡的菜肴；其次即使是炒菜或炖菜，也要注意少放油；最后尽量不要食用添加大量食用油的加工食品，如油条、麻花、油饼、葱油饼、抛饼、方便面、饼干、某些面包、蛋黄派及巧克力派等小零食。

是大豆油、花生油、菜籽油、玉米油、葵花籽油等以亚油酸为主的植物油；第二类是油茶籽油（山茶油）、橄榄油、高油酸葵花籽油、芥花油等以油酸为主的植物油；第三类是亚麻籽油（亚麻油）和紫苏油等以亚麻酸为主的植物油。其他还有芝麻油、核桃油、南瓜子油等。

糖尿病食谱应包括以上各类植物油，每类中各选一二种，交替或混合食用。特别需要指出的是，橄榄油或油茶籽油富含的油酸对控制血糖具有特殊意义。世界卫生组织（WHO）和联合国粮农组织（FAO）专家组在2008年的报告中建议，用油酸代替碳水化合物能改善胰岛素敏感性，还能改善血脂水平。此外，亚麻籽油或紫苏油富含的亚麻酸对血脂也有特殊益处。

（3）不健康的食用油

相反，猪油、黄油、氢化油（起酥油）、棕榈油和椰子油等广泛用于食品加工的油脂则营养价值更低，且不利于血脂稳定。因此，糖尿病患者要多选"好油"，少选"坏油"，后者主要用于食品加工而不是日常烹调。

好油√	橄榄油	油茶籽油	亚麻油	玉米油	花生油	大豆油
坏油×	氢化油	棕榈仁籽油	黄油	棕榈油	椰子油	猪油

11 食 盐

食盐很重要，不能少，也不能多。

糖尿病患者食盐摄入量限制在每天6克以下，以防治高血压等并发症。老年人或糖尿病患者味蕾对咸味不敏感，这导致他们倾向于摄入更多的食盐，建议使用盐勺（每勺2克食盐，超市有售）控制每餐食盐摄入。除食盐外，咸菜、酱油、调味酱、调料包等也含有较多的食盐，也要加以控制。

食盐（氯化钠）中的钠是造成血压升高的主要因素，故推荐用"低钠盐"代替普通盐。所谓低钠盐是指用氯化钾等化合物代替一部分氯化钠，从而使钠含量减少30%左右，但咸度基本不变。很多超市可以买到此种低钠盐。

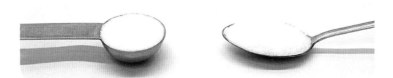

计量用1大匙（约15克）=满溢1饭匙

12 嗜好品

酒、茶、咖啡……适量就好。

很多人的生活离不开酒、茶、咖啡、饮料、甜食等嗜好品，它们对血糖的影响如何呢？

（1）少喝酒

酒精（乙醇）对餐后血糖没有直接的影响，但对糖尿病的间接害处很多，如增加总能量摄入，促发肥胖和血脂异常，损害肝肾功能，以及导致低血糖等。

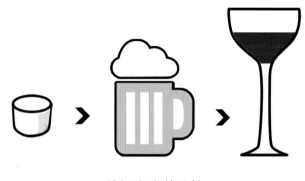

饮酒危害的比较

故不推荐糖尿病患者饮酒，如果非饮不可，每天不要超过1～2份"标准量"（《中国2型糖尿病防治指南2010》），每周饮酒不超过2次（《中国糖尿病医学营养治疗指南2010》）。

每种酒的酒精含量不同，即使是同一种酒有时也相差很大。如果想精确计算某种酒的酒精含量，一般可以采用如下公式：酒

> 1份"标准量"是指含10克酒精的酒，即啤酒285毫升，清淡啤酒375毫升，红酒100毫升或白酒30毫升。大致说来，"干啤"或干红糖度较低，能量较少，对糖尿病的危害稍轻。
>
> 1份标准量饮酒摄入的能量大致相当于20克大米或白面（干重），如果饮酒2份标准量，就要减少40克主食（干重）。

精量（克）＝ 饮酒量（毫升）× 酒精含量（%）× 0.8（酒精比重）。以一杯50毫升的52°白酒为例，其酒精含量为50×52%×0.8 = 20.8 克。每种酒的酒精度数都可以很容易地在酒瓶标签上找到。

糖尿病患者选择饮酒时，要把酒中所含的能量计算入总能量范围内，即喝酒之后要少吃其他食物。

（2）多喝茶

喝茶对餐后血糖亦无直接影响，但有很多间接的益处，可能的好处包括抗衰老、降血脂、降血压、抗动脉硬化、抗癌、强心利尿、提高免疫力等，所以建议糖尿病患者适当多喝茶。茶水几乎不含能量，蛋白质、维生素等营养素含量也很少，它的益处主要来自其所含大量植物化学物质，如茶多酚、茶色素、茶氨酸、生物碱（如咖啡因）、芳香物质、皂苷等，这些有益成分可以充分溶解在茶水中。

茶叶含有咖啡因，故容易失眠的人睡前不宜饮茶。咖啡因能促进胃酸分泌，增加胃酸浓度，故胃溃疡患者饮茶会使病情加重。营养不良、明显消瘦者也不宜多饮茶，因茶叶中含有茶碱和鞣酸会抑制人体对铁和蛋白质的吸收。有的人喝茶会加重便秘，便秘的人最好不要喝茶。

（3）咖啡可以喝

咖啡与糖尿病的关系引起人们广泛的兴趣，因为有几个研究报告显示，每天喝2～3杯咖啡的人患心脏病和糖尿病的风险较低。但是，说喝咖啡有益于糖尿病未免为时过早，因为还有报告得出了相反的结论。一般地，咖啡（不加糖、咖啡伴侣或奶等）对餐后血糖没有直接影响，即使加入少许伴侣或奶，甚至是白砂糖，也不会导致餐后血糖明显升高，因此糖尿病患者可以喝咖啡，每天一二杯（每杯200～300毫升），尽量少加或不加糖或咖啡伴侣。

（4）不能喝饮料

饮料的种类非常多，五花八门，但主要成分大多是糖（或糖浆）和各种食品添加剂（防腐剂、甜味剂、色素、香料、稳定剂、增稠剂等）。有些饮料还含有少许营养成分，如蛋白质、维生素和矿物质等。饮料营养价值很低，含糖量却很高，大部分甜饮料的糖含量在10%～15%，也就是说，一瓶饮料400～500毫升，大约含糖50克左右。所以饮料对血糖有明显的不利影响，糖尿病患者应少喝或不喝饮料（《美国糖尿病协会（ADA）糖尿病诊疗标准（2012）》）。

不过，无糖饮料或许算是例外。无糖饮料不含糖或糖含量极低（小于0.5%），它的甜味主要来自甜蜜素、安赛蜜、阿斯巴甜、木糖醇等人工甜味剂。这些甜味剂对糖尿病没有不良影响，是安全的（《中国糖尿病医学营养治疗指南2010》）。因此，如果非喝不可的话，糖尿病患者可选用无糖饮料。

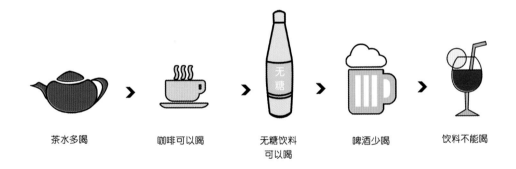

茶水多喝　　　咖啡可以喝　　　无糖饮料　　　啤酒少喝　　　饮料不能喝
　　　　　　　　　　　　　　可以喝

（5）甜食不是绝对禁忌

甜食向来被视为糖尿病患者的禁忌，但糖（蔗糖即白糖）对血糖的害处有多大？答案可能出乎意外，《中国糖尿病医学营养治疗指南2010》指出，"蔗糖引起的血糖升高幅度并不比相同能量的淀粉引起的升幅更高"。简单地说，蔗糖（白糖）对血糖的害处并不比淀粉（来自主食）大，因此没有必要把蔗糖（甜食）视为糖尿病的绝对禁忌。当然，蔗糖（白糖）营养价值极

低，远不及主食类食物，还是
少吃为佳。

蔗糖不是绝对禁忌，"无
蔗糖"或"无糖"食品也就不
值得推荐了。很多"无蔗糖"
食品添加了果葡糖浆、麦芽糖
浆等，这些糖浆对血糖的影响
较蔗糖更坏。除无糖饮料之
外，大多数号称"无糖"的食

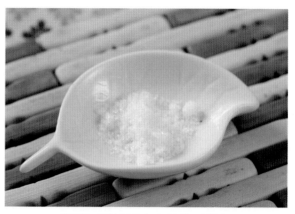

蔗糖不是糖尿病人的绝对禁忌

品其实添加了糊精、淀粉等糖类（以及人工甜味剂），仍然会对血糖有不利
影响。

总之，目前尚无证据显示，水果、蔬菜中存在的天然糖类会给糖尿病患
者带来不利影响。但饮料、零食、点心中人为添加的蔗糖、果糖、果葡糖
浆、麦芽糖浆等都会给糖尿病带来不良影响。

 蜂蜜不值得推荐

天然纯正蜂蜜主要成分是果糖和葡萄糖，其中果糖含量很
高，占40%左右。果糖的血糖生成指数（GI）较低，对餐后血糖
影响较弱，但过多果糖不利于血脂和尿酸代谢。而且，蜂蜜总
体的GI并不低，甚至比蔗糖还要高一些，蜂蜜GI为73.0，蔗糖GI
为65.0。有些蜂蜜或蜂蜜制品还掺入葡萄糖或麦芽糖糖浆，对
血糖的影响更大。

13 吃多少很重要

计算是饮食控制的基础，简单的计算很容易掌握。

我们已经讨论了糖尿病多样化食谱中的各类食物，但归根结底，各类食物的具体重量才是最关键的。这主要由本书后续章节讲解。在此之前，先认识一下食物成分表和标签营养成分表，并利用它们进行简单的营养计算。

《中国食物成分表》（第1版2002年，第2版2009年）是由中国疾病预防控制中心营养与食品安全所编制的食物成分数据库。从中能查到几乎所有常见食物的能量和各种营养成分的含量数据，特别是糖尿病患者最关注的蛋白质、脂肪和碳水化合物（糖类）三大营养素数据十分齐全。

表1-2 几种食物的三大营养素含量表（摘自中国食物成分表2002）

种类 \ 质量（克）	可食重量	水 分	蛋白质	脂 肪	碳水化合物
鸡蛋（平均）	100	74.1	13.3	8.8	2.8
牛奶（平均）	100	89.8	3.0	3.2	3.4
柑橘（平均）	100	86.9	0.7	0.2	11.9
馒 头	100	43.9	7.0	1.2	47.0
猪肉（瘦）	100	71.0	20.3	6.2	1.5
豆 腐	100	82.8	8.1	3.7	4.2

利用这些数据，可以由某种食物的重量计算出某种营养素含量。比如，吃1个鸡蛋（可食部分50克）能摄入多少蛋白质？查表1-2知，每100克（可食部分）鸡蛋含蛋白质13.3克，即13.3%，则1个鸡蛋含蛋白质6.7克（50×13.3%=6.7）。

喝1袋牛奶（250克）能摄入多少碳水化合物？查表1-2知，每100克（可食部分）牛奶含碳水化合物3.4克，即3.4%，则1袋牛奶含碳水化合物8.5克（250×3.4%=8.5）。

吃150克（可食部分）柑橘能摄入多少碳水化合物？查表1-2知，每100克（可食部分）柑橘含碳水化合物11.9克，即11.9%，则150克柑橘提供碳水化合物17.9克（150×11.9%=17.9）。

利用这些数据，还可以由某种营养成分计算出某种食物的重量。比如，某糖尿病患者某餐要摄入70克碳水化合物（糖类），且全部由馒头提供，那么他应该吃多少馒头呢？查表1-2知，每100克（可食部分）馒头含碳水化合物47.0克，即47%，则他应吃馒头149克（70÷47%=149）。

又比如，某糖尿病患者某餐欲分别通过瘦猪肉和豆腐摄入蛋白质10克和12克，那么他应该分别吃多少瘦猪肉和豆腐？查表1-2知，每100克（可食部分）瘦猪肉含蛋白质20.3克，即20.3%，则应摄入瘦猪肉49克（10÷20.3%=49）。查表1-2知，每100克（可食部分）豆腐含蛋白质8.1克，则应摄入豆腐148克（12÷8.1%=148）。

《中国食物成分表》提供大量日常食物的营养成分数据，但我们在超市里购买的包装食品配方各异，未必与《中国食物成分表》中的数据完全一样。这怎么办呢？现在绝大多数包装食品标签上都有营养成分表，如表1-3是某面包标签上的营养成分表。其中第二列数据（"每100克含有"）就相当于上述食物成分表，利用此列数据可以进行相同的计算。

表1-3 某面包营养成分表

项　目	每100克含有	营养素参考值%
能　量	1240KJ	15
蛋白质	7.0g	11
脂　肪	3.6g	6
碳水化合物	59.0g	20
钠	400mg	20
注：KJ=千焦耳，g=克，mg=毫克		

上述简单的乘法和除法计算方法构成了糖尿病食谱计算的基础。但如果读者不能理解、掌握这些计算也不要紧，因为后续章节列出了计算结果供读者直接查询。不掌握这些计算方法的读者也能直接查询适合自己的计算结果。

第二章

每天应该吃多少呢

因人而异的食物摄取量

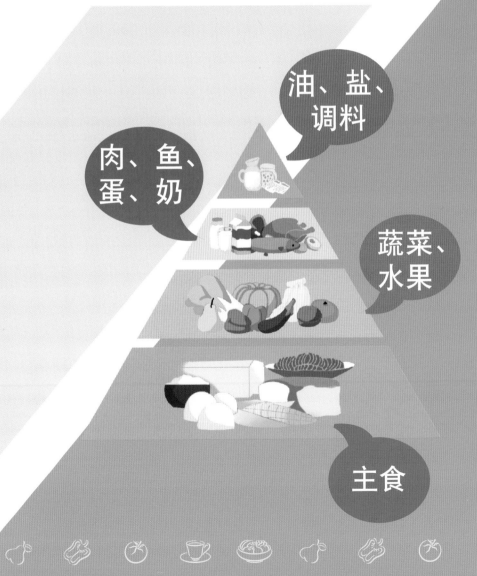

1 因人而异的食物重量

每日摄取食物的重量是由能量需求决定的。

（1）估算能量等级

估算一个人每天需要多少能量的公式是"总能量 ＝（身高 － 105）×30"。假设某糖尿病患者身高为165 厘米，则总能量为（165 － 105）×30 ＝ 1800 千卡。这就是他每天需要摄入的能量，是每天食谱能量的目标值。

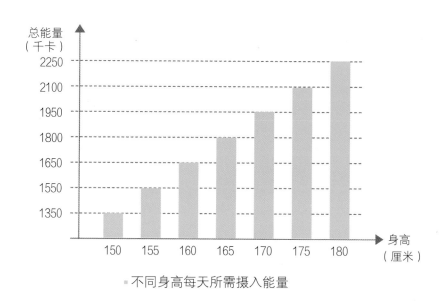

不同身高每天所需摄入能量

当然，这只是一个非常粗略的数值，往往还要根据情况进行调整。如果患者年轻，体型偏瘦，劳动强度较大的话，上述公式中的"30"要换成"35"（特殊情况甚至可以是"40"）；如果患者是老年人，体型偏胖，体力活动不多的话，上述公式中的"30"要换成"25"（特殊情况甚至可以是"20"）。

估算能量时四舍五入近似取整即可，如果估算结果刚好处于两个能量等级之间（比如是1700千卡），则可酌情选择1600千卡或1800千卡。因为这些估算方法以及食物实际称重都只能是粗略的，没必要太"精打细算"。

（2）查询每天平均进食量

估算出个人能量需要之后，可以在表2-1中相应的能量数值下查到每天的进食量。

表2-1　不同能量等级建议的食物摄入量（克/日，生重或干重）

食物种类＼能量等级（千卡）	1400	1600	1800	2000	2200	2400
谷类、杂豆	200	225	250	300	300	350
大豆类	30	30	30	40	40	40
蔬　菜	300	350	400	450	500	500
水　果	200	200	200	300	300	400
肉　类	25	50	50	50	75	75
鱼　虾	50	50	75	75	100	100
奶　类	300	300	300	300	300	300
蛋　类	25	25	25	25	50	50
烹调油	20	20	25	25	25	30
食　盐	5	5	5	5	5	5

以1800千卡为例，每天应该吃的食物是谷类和杂豆250克、大豆类30克、蔬菜400克、水果200克、肉类50克、鱼虾75克、奶类300克、蛋类25克（半个鸡蛋）、烹调油25克、食盐5克。这些食物每天大致提供碳水化合物243克（占总能量的54%）、蛋白质72克（占总能量的16%）和脂肪60克（占总能量的30%），维生素和矿物质也基本在推荐范围内。此比例结构符合糖尿病饮

食原则，其他能量数值对应的食物亦然。

确定这些食物重量之后，分别选定具体的食物品种，安排成一日三餐，就是糖尿病食谱。

 什么是能量

能量也称为热量、热能或卡路里，其单位是"千卡"（kcal）。在很多正式场合，比如食品标签或学术论文中，能量的单位要用"千焦"（KJ）。两种单位的换算关系是1千卡 = 4.18千焦。例如，1个鸡蛋（50克）大约可提供能量144千卡，即602千焦（144×4.18 = 602）。在本书中，我们一律使用"千卡"（kcal）这一能量单位。

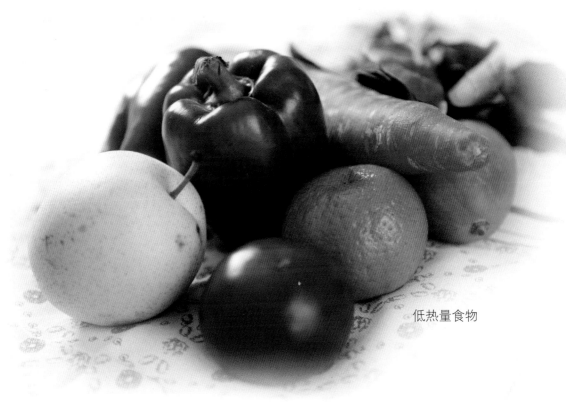

低热量食物

2 管理好体重

体重变化是考核饮食控制是否得当的指标。

（1）为何关注体重

大多数糖尿病患者每天能量需要只能大致估算，用能量来计算各类食物重量时也不会十分精确，如此粗略真的能让糖尿病患者吃得恰当吗？在实践中又如何知道进食量是否恰当？一个简单的评判方法是监测并管理体重。

体重及其变化可以反映进食量（总能量）是否合理。基本原理是，如果摄入的食物（能量）没有全部消耗掉，那么剩余的部分就会储存在体内，变成脂肪，结果是体重增加；如果摄入的食物（能量）比消耗的少，那么不足的部分就要由体内储存的能量（脂肪）来填补，结果是脂肪减少，体重下降。因此，体重及体重的增减可以反映食物（能量）摄入与消耗之间是否平衡。摄入多于消耗则体重增加；摄入少于消耗则体重下降；摄入等于消耗则体重不变。

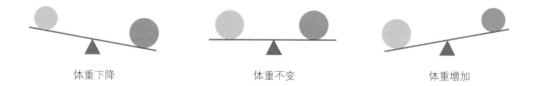

● 摄入能量
● 消耗能量

体重下降　　　　　　　　　体重不变　　　　　　　　　体重增加

（2）保持适宜体重

对糖尿病患者而言，最理想的情况是不胖也不瘦，即保持适宜体重。适宜体重是指体质指数（BMI）为18.5～23.9。体质指数（BMI）的计算公式为：BMI=体重（千克）÷身高（米）÷身高（米）。BMI＜18.5为消瘦；BMI在18.5～23.9之间为适宜或正常；BMI在24～27.9之间为超重；BMI≥28为肥胖。比如某位糖尿病患者的身高是1.65米，体重为70千克，则其BMI=70÷1.65÷1.65=25.7，属于超重。不同身高对应的适宜（正常）体重见表2-2。

只要某位患者的实际体重比较适宜（不胖也不瘦），就说明他的进食量（能量）是合理的。不过，实际上，大约有60%的糖尿病患者属于超重或肥胖，说明他们进食量（能量）过多（相对于他们的消耗量而言），应该控制进食量，减轻体重。研究表明，*适度减肥可使2型糖尿病患者胰岛素抵抗减轻，并有助于改善血糖和血脂状况，降低血压。*

这里说的减肥并不是必须要减到标准体重或适宜体重，或者必须一步到位。只要在3～6个月内减轻原有体重的5%～10%，就是有效的（中华医学会《中国2型糖尿病防治指南2010》）。例如，体重从原来的80千克降至72～76千克（80－80×10%=72，80－80×5%=76），虽然可能还不是标准体重，但对糖尿病治疗来说已经大有益处了。当然，如果能继续减轻到标准体重，获益可能会更大。

也有一些糖尿病患者体重是偏低的，按照上述指南的建议，消瘦的患者应增加进食量恢复标准体重，并长期维持适宜体重。

表2-2 不同身高对应的适宜（正常）体重

身高	低于此值为消瘦	在此范围为正常	高于此值为超重	高于此值为肥胖
1.55	44.4	44.4～57.4	57.7	67.3
1.56	45.0	45.0～58.2	58.4	68.1
1.57	45.6	45.6～58.9	59.2	69.0

身高	低于此值为消瘦	在此范围为正常	高于此值为超重	高于此值为肥胖
1.58	46.2	46.2 ～59.7	59.9	69.9
1.59	46.8	46.8 ～60.4	60.7	70.8
1.60	47.4	47.4 ～61.2	61.4	71.7
1.61	48.0	48.0 ～62.0	62.2	72.6
1.62	48.6	48.6 ～62.7	63.0	73.5
1.63	49.2	49.2 ～63.5	63.8	74.4
1.64	49.8	49.8 ～64.3	64.6	75.3
1.65	50.4	50.4 ～65.1	65.3	76.2
1.66	51.0	51.0 ～65.9	66.1	77.2
1.67	51.6	51.6 ～66.7	66.9	78.1
1.68	52.2	52.2 ～67.5	67.7	79.0
1.69	52.8	52.8 ～68.3	68.5	80.0
1.70	53.5	53.5 ～69.1	69.4	80.9
1.71	54.1	54.1 ～69.9	70.2	81.9

续表

身高	低于此值为消瘦	在此范围为正常	高于此值为超重	高于此值为肥胖
1.72	54.7	54.7～70.7	71.0	82.8
1.73	55.4	55.4～71.5	71.8	83.8
1.74	56.0	56.0～72.4	72.7	84.8
1.75	56.7	56.7～73.2	73.5	85.8
1.76	57.3	57.3～74.0	74.3	86.7
1.77	58.0	58.0～74.9	75.2	87.7
1.78	58.6	58.6～75.7	76.0	88.7
1.79	59.3	59.3～76.6	76.9	89.7
1.80	59.9	59.9～77.4	77.8	90.7
1.81	60.6	60.6～78.3	78.6	91.7
1.82	61.3	61.3～79.2	79.5	92.7
1.83	62.0	62.0～80.0	80.4	93.8
1.84	62.6	62.6～80.9	81.3	94.8
1.85	63.3	63.3～81.8	82.1	95.8

（3）根据体重变化调整进食量

在实践中，通过估算能量需要并查表确定每天进食量之后，每天按这个进食量安排一日三餐，同时定期（如每2周）称量体重。如果体重出现期望的变化，即超重或肥胖者体重减轻，体重标准者维持体重不变，消瘦者体重增加，则说明现行的进食量是恰当的，可以继续坚持。

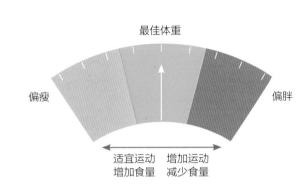

如果体重变化与期望不符，那么就要减少或增加进食量。比如应该减轻体重的糖尿病患者并没有减轻体重，或者体重原本标准者增加了体重，那么就要减少进食量（例如把1800千卡换成1600千卡），或者加大运动量，增加能量消耗。相反，如果消瘦者体重没有增加，那么就要增加进食量（例如把1800千卡换成2000千卡）。

（4）糖尿病患者要坚持体力活动

根据体重吃饭（进食）是糖尿病饮食控制的关键。但体重不仅仅取决于每日进食量，还取决于每日体力活动量。体力活动增加能量消耗，不但有助于降低体重，还有很多益处，故糖尿病患者应养成每天进行体力活动的好习惯。

除有助于减肥和维持适宜体重之外，体力活动（运动）还直接消耗血糖，使血糖水平降低。体力活动还可改善胰岛素敏感性，减少降糖药用量。体力活动提高免疫力，有利于控制炎症、预防心血管并发症和心理健康等。体力活动在2型糖尿病的管理中占有重要的地位。

体力活动的基本特点是肌肉收缩，并消耗能量。体力活动既包括跑步、球类、游泳等体育运动项目，也包括慢跑、跳舞、健身操、登山、健身等日常锻炼项目，还包括步行、爬楼梯、以步代车、逛公园等日常活动以及搬东西、擦地板、洗衣服、外出采购等家务活动。体力劳动如搬运、洗车、冶炼、建筑等也是体力活动的重要形式。

糖尿病患者应因地制宜地开展各种体力活动，不拘一格，并养成规律，关键是减少静坐时间。 不过，单纯站立、简单地摇头晃脑不算体力活动，因为能量消耗极少。下棋、打牌等也不算体力活动。

（5）糖尿病患者的运动形式和运动量

推荐糖尿病患者开展步行、慢跑、骑车、跳舞、跳绳（慢速）、游泳、

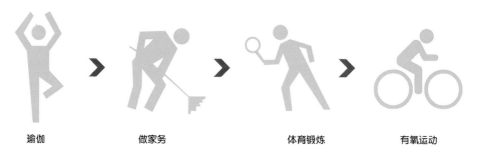

| 瑜伽 | 做家务 | 体育锻炼 | 有氧运动 |

羽毛球、网球、乒乓球、广播体操、健身操、太极拳、登山等运动。这些运动形式强度不是很大，能坚持较长时间，能量消耗大，既消耗糖，又消耗脂肪，可以直接降低血糖水平，也可以减肥。*糖尿病患者应每周累计至少进行150分钟此类项目，如一周运动5天，每次30分钟（《中国2型糖尿病防治指南2010》）。*

举重、短跑（快速）、跳绳（快速）、拉力器械、俯卧撑、仰卧起坐等运动形式也适合糖尿病患者。这些项目虽然消耗能量相对较少，但可以增加肌肉重量和力量，从而提高对胰岛素的敏感性，对血糖的益处更为持久。*糖尿病患者每周最好进行2次此类运动（《中国2型糖尿病防治指南2010》）。*

糖尿病患者联合进行上述两种类型的运动效果最好，可以更大程度地改善代谢。而且，上述推荐的运动量不是最高限量，如果身体条件允许，超过

这些推荐量的运动会获益更多。

如果无法进行上述各种专门的运动项目，那么增加日常体力活动亦有很多益处，如步行、爬楼梯、骑车上下班等。家务劳动（如擦地板、扫地、搬东西、洗衣服、做饭、外出采购等）和办公室活动（如打扫卫生、整理、走动、下蹲起等）都可以增加能量消耗。这些体力活动虽然强度不大，但可以因地制宜、随时随地地进行，反倒容易消耗较多的能量。

瑜伽、软体操等以拉伸动作为主的运动形式，可以锻炼身体的柔韧性，但能量消耗不大，对肌肉总量影响也不明显，提高胰岛素敏感性的作用小，对血糖的益处较前两种运动要少。

"中等强度"是因人而异的，取决于个人以往的锻炼情况及其相对健康程度（WHO《关于身体活动有益健康的全球建议》）。同一项运动，比如快走，对大部分不怎么锻炼的人可以算作"中等强度"，但对运动高手就算"较低强度"，对某些虚弱的病人就算"高强度"了。

（6）中等强度运动

不论开展何种体力活动（运动）形式，只有达到"中等强度"才能获得最佳效果，那么中等强度到底是怎样的呢？可以从心率、呼吸和运动后感觉几方面判断，见表2-3。

中等强度运动时，会感觉到心跳和呼吸加快，用力但不吃力，可以随着呼吸节奏连续说话，但不能唱歌（有点儿上气不接下气）。

中等强度时，心率明显加快，一般要达到"150 − 年龄"，但不超过"170 − 年龄"。比如某糖尿病患者40岁，那么他运动时心率应控制在110～130次/分钟（150 − 40 = 110，170 − 40 = 130）。

如果运动后疲劳感持续很长时间，甚至次日早晨仍觉四肢酸软沉重、周身乏力，说明运动强度过大。不过，如果运动后一

中等强度运动后，明显疲劳感在20～30分钟内消失，次日没有或仅有轻度疲劳感，说明运动强度合适。

点疲劳感也没有，则说明运动强度不够，需要提高运动强度。

表2-3 不同的活动强度的自我判断

运动强度	自我判断方法		
	心率/脉搏	呼 吸	运动后感觉
低强度	<150－年龄	平 稳	没有疲劳感
中等强度	在"150－年龄"至"170－年龄"之间	急促，能连续说话，但无法唱歌	疲劳感在20～30分钟明显减轻，次日无疲劳感
高强度	>170－年龄	很急促，无法连续说话	运动后一段时间仍特别疲劳，次日四肢酸软、乏力

（7）餐后体力活动尤其重要

正餐结束后立即进行20～30分钟中等强度的体力活动，对控制餐后血糖效果更好。还有研究说，变速运动，即快快慢慢、快慢结合的运动对降低餐后血糖效果更好，比如跳舞、快慢走等。

即使不能做到每餐后都开展体力活动，也要尽量频繁活动，只要条件允许，应每天运动。不得连续2天不运动（体力活动）。说到底，进行体力活动的关键可能并不是运动形式或技能，而是观念。动则有益！糖尿病患者应该把体力活动或体力劳动视为治疗手段，尽量减少静坐时间。

（8）运动治疗重要性

《中国2型糖尿病防治指南2010》建议以下情况不适宜运动（指专门的运动疗法，不包括日常活动或家务活动等）：

①血糖＞14～16毫摩尔/升。

②血糖发作或血糖波动较大。

③糖尿病急性代谢并发症，如酮症酸中毒等。

④有各种心脏、肾脏并发症且比较严重。

最稳妥的策略是在医生指导下进行运动治疗。

（9）防范低血糖

运动时要注意防范低血糖。低血糖是糖尿病治疗过程中经常遇到的问题，症状主要有头痛、昏睡、饥饿感明显、视物模糊、出虚汗、口唇麻木、面色苍白等。

出行或运动时，糖尿病患者应随身携带糖类食品（如甜饮料、糖果、饼干等），以便在出现低血糖时及时自救。运动量很大时，应提前增加糖类摄入。

当低血糖发生时，应立即吃"糖"，如甜饮料（1 杯）、糖果（数块）、糖水（1 杯）、蜂蜜（1~4 茶匙）、巧克力（1 块）或葡萄糖片（数片）等。5 分钟内症状仍无改善，应再吃更多的糖，10 分钟后仍无改善，必须去医院治疗。

低血糖纠正后，还应在下一餐前吃一点儿主食、水果等，防止低血糖再次发生。

坚果、肉类、蛋类、奶类对低血糖几乎无效。

定时定量进餐，有可能误餐时提前做好准备。少量多餐，在两餐之间加餐（如少量水果）也会有效。对频繁发生低血糖的患者，应在控制每日总能量的前提下，加餐 1~2 次。

（10）把握体重、进食量和体力活动量之间的关系

体重在很大程度上反映了进食量和体力活动量之间的平衡，三者之间构成了并不复杂的辩证关系。体重是由进食量和体力活动量决定的。也可以说，进食量是由体重和体力活动量共同决定的。体力活动量不但影响体重和血糖，也影响进食量（如增加食欲）。

47

首先要保证体重是适宜的或体重变化是趋向适宜的，其次要保证每天的体力活动量，最后决定了一个人的进食量，在此基础上通过合理搭配降低血糖水平。常见的错误是仅仅由血糖水平决定进食量，血糖高就少吃，血糖低就多吃。

表2-4 根据体重和体力活动情况调整进食量

	超重或肥胖	正常体重	消　瘦
较少体力活动			±
较多体力活动或体力劳动		±	+
天天运动锻炼或重体力劳动	±	+	++

　　注："－"表示减少进食量；"＋"表示增加进食量；"±"表示正常量（或现在的进食量）。

第三章
每天食谱的生成
选取最健康的平衡膳食食谱

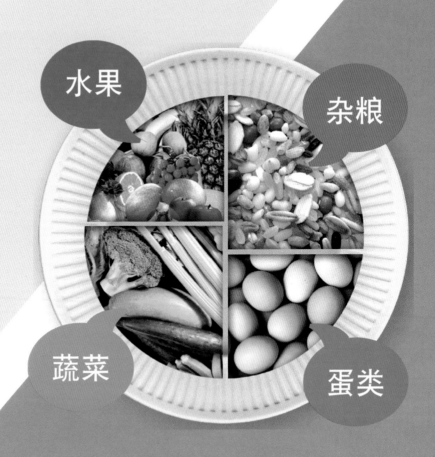

水果

杂粮

蔬菜

蛋类

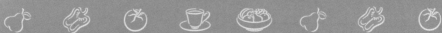

1 家用食物重量秤

食物重量秤是称量重量的好帮手。

先估算自己每天需要多少能量，再根据第二章表2-1查出每天要吃多少食物。以每天能量1800千卡为例，每天要吃的各类食物重量见表3-1。要想把它们变成一日三餐的食谱，还需要掌握并灵活运用3个基本方法：

①家用食物重量秤。

②食物交换表。

③"熟生比"计算。

表3-1 每日能量为1800千卡糖尿病患者平均每日进食量

种 类	重量（克）	种 类	重量（克）
谷类和杂豆	250	鱼 虾	75
大豆类	30	奶 类	300
蔬 菜	400	蛋 类	25
水 果	200	烹调油	25
肉 类	50	食 盐	5

（1）食物秤很有用

家庭用食物重量秤可以用于称量各类食物的重量，比如粮食、肉类、大豆制品、蔬菜和水果等，既可以称原料的重量，也可以称食物烹调好之后的重量。食物重量秤是管理糖尿病饮食的重要工具，因为糖尿病饮食归根结底是要控制各

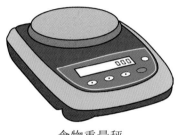

食物重量秤

类食物的重量。估算或计算出来的各种食物重量，用食物秤称重才能有效落实。市面上有各种型号的食物秤可供购买、选用，网上购买也很方便，如图是作者家里用的食物重量秤。

（2）称食物不麻烦

一说食物重量秤，许多人就会觉得很麻烦，因为他们脑海里浮现的是烹调或吃每种食物之前都要一一过秤的景象。事实并非如此，家庭用食物重量秤非常简便，而且使用食物重量秤一段时间后，使用者会获得经验，相对准确地估计常

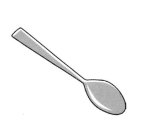

盐勺（每勺2克盐）

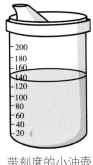

带刻度的小油壶

用容器内食物重量，不必一直或总是离不开食物重量秤。只有使用过类似工具的人才会明白，使用食物重量秤、带刻度油壶、盐勺、食物交换表等工具的目的正是获得有关食物重量的感性经验，而不是一直依赖工具。

一般地，主食的生重和熟重、肉类和鱼虾的生重、大豆制品的烹调前重量、水果的鲜重需要准确的称量。而蔬菜、蛋类容易估算，牛奶的重量看标签即可，烹调油和食盐的重量只能实行总量控制，即每星期吃一定重量。比如烹调油每天25克，不必天天称量，而是称量好180克（25×7＝175）油用一周时间（如果本周在外就餐数次还要相应减量）。

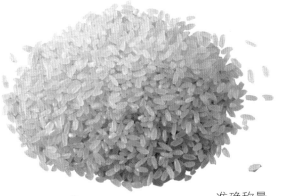

准确称量

2 如何安排主食

主食的安排应该多花样、限总量。

（1）确定每餐主食品种及重量

以1800千卡能量为例（见第二章表2-1），每天谷类和杂豆250克该如何安排呢？如果吃大米、小米、面粉等就比较简单，直接称量250克（半斤）分成早午晚三餐即可。分餐时三餐比例一般有两种方案，一种是1/5、2/5和2/5；另一种是1/3、1/3和1/3。前一种符合大部分人的生活实际，而且更适用于空腹血糖比较高的患者（本书采用这种方案，即早中晚分别吃主食50克、100克和100克）；后一种方案适合空腹血糖不是很高，但餐后血糖很高的患者。250克主食指的是米、面、杂豆等的重量，如果想吃面包、饼干、鲜玉米、红薯等，就需要根据表3-2进行换算了。

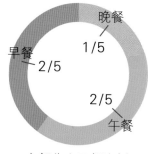

大部分人三餐比例

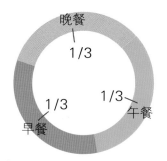

餐后血糖高的患者三餐比例

每天谷类（或主食）250克，相当于5份（1份主食是指相当于50克米或面的食物），可以从表3-2中选一种或多种食物。比如早餐燕麦片1份（50克），中餐馒头2份（80×2=160克），晚餐大米1份（50克）、红小豆0.5份（50×0.5=25克）和绿豆0.5份（50×0.5=25克），做成杂豆米饭。这样一来，全天主食5份（1+2+1+0.5+0.5=5），种类多样，粗细搭配。糖尿病患者可以根据自己的饮食偏好，灵活变化主食花样，但应控制主食总量，避免单调重复。

表3-2 谷类、薯类和杂豆类互换表（相当于1份，即50克米或面的食物）

食物名称	重量（克，市品[1]）	食物名称	重量（克，市品[1]）
稻米或面粉	50	绿　豆	50
玉米面	50	红小豆	50
荞麦面	50	芸　豆	50
燕麦片	50	蚕豆（干）	50
薏　米	50	扁　豆	50
挂　面	50	豌豆（干）	50
切　面	60	眉　豆	50
米　饭	110～150[2]	红薯（生）	170
米　粥	380[2]	马铃薯（生）	250
米粉（干）	50	芋　头	250
馒　头	80	鲜玉米	350
花　卷	80	油　条[3]	45
烙　饼	70	面　包	55
烧　饼	60	饼　干[3]	40
煎　饼	50	方便面[3]	35

[1]　"市品"指带壳、带皮等不能食用部分的重量，是毛重，不是净重。

[2]　米饭和米粥的重量与加水量有很大关系，最好自己称量计算"熟生比"（见下节），表格数据仅供参考。

[3]　不建议糖尿病患者选用的食物。

（2）如何与家人分餐并称重

糖尿病患者（以1800千卡能量的午餐为例）直接称量100大米，做成米饭，然后自己吃一顿。这看似很简单，却常常不符合生活实际。生活中往往是做一锅饭，几个家人一起吃，那怎么控制主食重量呢？

第一种方法是先称原料重量，做熟之后一分为二，或一分为三，以此类推。比如"红豆小米黑米粥"（见第四章）谷类原料一共是150克，煮好粥之后平均分成3份，则每份粥相当于主食50克；如果分成5份，则每份粥相当于主食30克。米饭也可以用这种方法，比如二米饭（见第四章）谷类原料一共是200克，做好米饭之后平均分成2份，则每份饭相当于主食100克。面条、面包等也可采用这种方法。

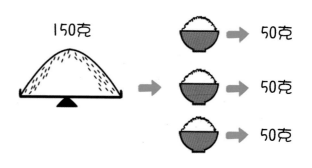

按熟后份数计算

第二种方法是称量主食类原料的总重量，再数一数制作好主食的个数，两者相除计算每个主食相当于原料的重量。比如荞麦面馒头（见第四章）谷类原料一共是500克，蒸出5个馒头，则每个馒头相当于100克主食。花卷、各种饼、包子、水饺等也可采用这种方法。

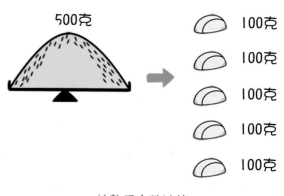

按熟后个数计算

以上两种方法基本都属于"凑整取零"，不是很专业的方法。专业的方法是先计算主食"熟生比"（见下文），再根据糖尿病饮食每餐主食的推荐量（生重），计算出应该吃多少熟的主食（熟重），最后称取相应重量的熟的主食配餐。

（3）主食"熟生比"计算

前面讨论大米、面粉等谷类重量时，往往是指生重或干重，而不是米饭、馒头或粥的重量。这可能让很多普通读者困惑，但为了准确也只好如此。因为米饭、馒头或粥的重量与加水量有关，常常有很大变动。也就是说，1斤大米能做几斤米饭呢？答案并非固定不变，这取决于加水量。如果加水较多，1斤大米能做出3斤米饭；如果加水较少，1斤大米只能做出2斤米饭。

吃的是米饭，需要准确控制重量的却是大米。这看上去有点儿复杂，但其实并不难，只需计算"熟生比"即可。熟生比是指食物"熟重"和"生重"的比例关系。做饭加水之前先称量原料生重（比如500克），做好饭之后再称量熟重（比如1250克），则这一锅米饭熟生比是2.5（熟重是生重的2.5倍）。糖尿病患者（以1800千卡能量为例）的午餐大米应为100克，则可以从这一锅米饭中称取250克。

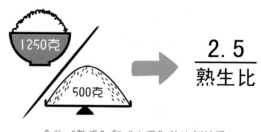

食物"熟重"和"生重"的比例关系

虽然每次做米饭的"熟生比"未必完全相同，但同一个人用同一种大米烹制米饭时，"熟生比"变化不大，因此不必每次做饭都计算一次"熟生比"。称取米饭时，可以用自家的饭碗来大致定量，如一碗、半碗或大半碗。总而言之，称量主食重量，计算"熟生比"并不复杂，很容易掌握。

3 如何安排肉蛋鱼类

肉类、鱼虾、蛋类可以交替食用，不必每天都吃。

糖尿病患者（以1800千卡能量为例）每天要吃蛋类25克（半个鸡蛋）、肉类50克、鱼虾75克。这是指每天平均量，并不一定天天都要吃半个鸡蛋、一小块肉和一小块鱼，果真如此就太烦琐了。鸡蛋可以隔日吃1个，就相当于每天半个了，而鱼虾和肉类也可采用交替食用的方法。

> 1周7天，有3天吃鱼虾，另外4天吃肉类，或者有4天吃鱼虾，另外3天吃肉类。 ✔

（1）肉类互换与称量

糖尿病患者（以1800千卡能量为例，见第二章表2-1）每周要吃肉类350克，也可以分3、4次或6、7次（天）吃完。这里肉类重量是指"可食部"，即可以吃的肉，不包括骨头等丢弃部分。相当于50克肉类的食物见表3-3。

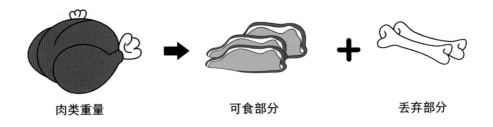

| 肉类重量 | 可食部分 | 丢弃部分 |

实际进餐，特别是与他人一起进餐时，糖尿病患者如何控制肉类摄入量呢？要称量已经烹制菜肴中的肉类（熟重）是非常困难的，因为常常混有汤汁或其他食材，难以计算"熟生比"。那么怎么控制进食量呢？

可行的方法有两个，一个是先称量肉类生重，待菜肴烹制好之后，平均分成2份、3份、4份（以此类推）。这种方法适合肉末、肉片、肉丝、肉丁

表3-3 肉类互换表（相当于50克鲜肉的食物）

食物名称	重量（克，市品[1]）	食物名称	重量（克，市品[1]）
瘦猪肉（生重）	50	酱牛肉	35
猪排骨（生重）	85	牛肉干	30
猪肉松	30	烧鸡（熟重）	60
火腿肠	85	鸡肉	50
广式香肠	55	鸡腿（生重）	90
酱肘子	35	鸡翅（生重）	80
瘦羊肉	50	鸭肉	50
瘦牛肉	50	肥瘦肉、肥牛、肥羊[2]	25

[1] "市品"指带壳、带皮等不能食用部分的重量，是毛重，不是净重。

[2] 肥猪肉、五花肉、肥牛、肥羊含大量脂肪，与瘦肉相比，能量更高，不建议选用，但如果选用这些高能量肉类食物应该减半量。

等切碎的肉类，以及整条烹制的鱼类等。比如（炝炒包菜见第六章）原料中猪瘦肉100克，炒好后均分成2份，则每份相当于肉类50克。也就是说，糖尿病患者只吃此菜的1/2。又比如一条鱼的可食部（不算内脏和骨骼等）重量是450克，那么150克（2天的量）鱼肉就吃这条鱼的1/3。

另一种办法适合排骨或较大的牛肉块（片）、羊肉块（片）等。先称量肉类生重，切块或切片（注意大小尽量均匀一致）之后数数一共多少块（片），计算一下每块（片）是多重。待菜肴烹制好之后，根据糖尿病患者肉类推荐量决定吃多少块（片）。比如白萝卜烧牛肉（见第六章），300克牛肉切成15块，平均每块20克。糖尿病患者（以1800千卡能量为例，肉类推荐量为50克/日，见第二章表2-1）吃5块就相当于2天的肉类推荐总量。

（2）鱼虾类互换与称量

糖尿病患者（以1800千卡能量为例，见第二章表2-1）每周需吃鱼虾525克（75×7=525），分3、4次（天）吃完。这里指可食部重量（净重，生重），不包括丢弃的鱼刺、鱼内脏、虾壳等无法食用的部分。但购买或称生重时，通常只能称量毛重（市品）。比如草鱼毛重（市品）85克大致相当于净重50克鱼虾，带鱼毛重（市品）65克大致相当于净重50克鱼虾，其他鱼虾类见表3-4。

> 比肉类更麻烦的是，鱼虾类经常带有壳、鳃、内脏、鱼骨、鱼刺等不能食用的部分，而且很难准确称量（特别是鱼骨、鱼刺等）。这就只能靠估算"可食部比例"来控制食用量了（详见第七章具体菜肴）。

实际进餐，特别是与他人一起进餐时，糖尿病患者如何控制鱼虾类摄入量呢？与肉类相似，计算鱼虾类的"熟生比"通常也不可行。可行的办法是整条鱼先称重后烹制，然后糖尿病患者只吃其1/2、1/3或1/4（以此类推），例如豆豉蒸鲳鱼（见第七章）。如果切块（片）的鱼、虾仁、贝类等，可以在烹调前估算每块（片、个）的重量，方法是先称总重量，再数块数（片数、个数），然后相除，例如茄子蒸鱼片（见第七章）。

（3）鱼虾与肉类互换

多样化食谱最好有鱼虾也有肉类，但因地制宜地替换一下，即多吃鱼虾少吃肉类，或多吃肉少吃鱼虾也是可以的，两者可以按照1∶1比例（净重）互换。如果是鱼虾、肉类都不吃的人，适当增加大豆制品、坚果的摄入。但是，肉类不能与粮食或蔬菜水果互相替换，更不能与烹调油互相替换。

表3-4 鱼虾类互换表（相当于净重50克鱼虾的食物）

食物名称	重量（克, 市品[1]）	食物名称	重量（克, 市品[1]）
草　鱼	85	大黄鱼	75
鲤　鱼	90	带　鱼	65
鲢　鱼	80	鲅　鱼	60
鲫　鱼	85	墨　鱼	70
鲈　鱼	85	蛤　蜊	130
鲳鱼（平鱼）	70	虾	80
鳙　鱼（胖头鱼）	80	螃　蟹	105

[1] "市品"指带壳、带皮、带骨等不能食用部分的重量，是毛重，不是净重。

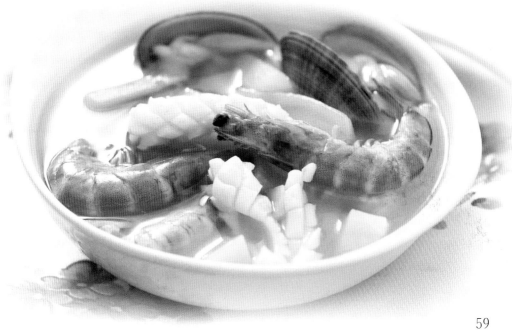

4 如何安排大豆制品

豆制品种类丰富，提供了更多的选择。

糖尿病患者（以1800千卡能量为例）每天要吃大豆类30克。折算成各种大豆制品大约是多少呢？根据表3-5可以计算，30克大豆相当于90克北豆腐（145÷50×30=87）、210克内酯豆腐（350÷50×30=210）、豆浆450克（750÷50×30=450）、豆腐干65克（110÷50×30=66）、千张40克、腐竹20克（35÷50×30=21）、油豆皮20克。

表3-5 大豆制品互换表（相当于50克大豆的食物）

食物名称	重量（克[1]）	食物名称	重量（克[1]）
大豆、黄豆、黑大豆	50	豆腐丝	80
北豆腐（老豆腐）	145	素 鸡	105
南豆腐（嫩豆腐）	280	腐 竹	35
内酯豆腐	350	豆 浆	750
豆腐干	110	千 张	70
油豆皮	35		
[1] 根据蛋白质含量折算。			

配餐的时候，这些大豆制品可以一次（餐）吃完，比如豆腐炖白菜（见第八章），也可以分2次（餐）吃完，比如早餐豆浆225克（1杯），中午菜肴再吃10克腐竹。

5 如何安排奶类

奶类是早餐和加餐的好选择。

糖尿病患者（以1800千卡能量为例）每天要吃奶类300克。选用低脂或脱脂牛奶最佳（普通牛奶也可以），作为早餐或加餐食用。

有些奶制品，如酸奶、早餐奶等加了少量的蔗糖（白砂糖），但不会对餐后血糖造成明显影响，仍可以选用。但营养快线、果粒奶、优益C、养乐多等乳饮料（或乳酸饮料）含有大量的糖，且营养价值较低，糖尿病患者不宜选用。

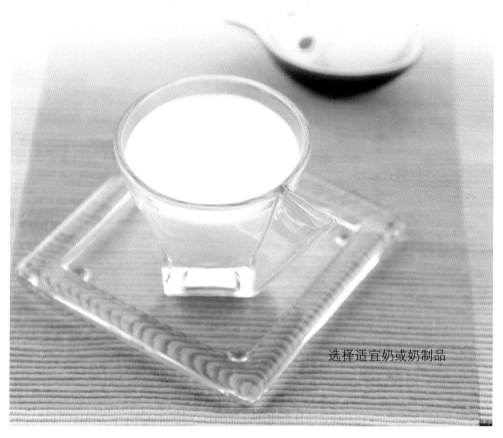

选择适宜奶或奶制品

6 如何安排蔬菜

蔬菜的安排不必太严格，估算即可。

糖尿病食谱中蔬菜无须严格控制或准确称量，每天400克左右（以1800千卡能量为例），分布于早午晚三餐即可。这是因为蔬菜含能量很少，升高餐后血糖的作用较弱，与其他食物混合食用时还抑制餐后血糖升高。而且，不同蔬菜之间差别不是很大。此外，同一种蔬菜之间也会因产地和季节、老嫩有所差别。

总之，蔬菜重量只需大致估算即可。

不过，马铃薯、红薯、芋头、山药、莲藕、荸荠等富含淀粉，不宜作为蔬菜，而应作为主食食用（互换见表3-2）。胡萝卜、甜菜、南瓜等蔬菜血糖生成指数（GI）较高，也不宜大量食用。

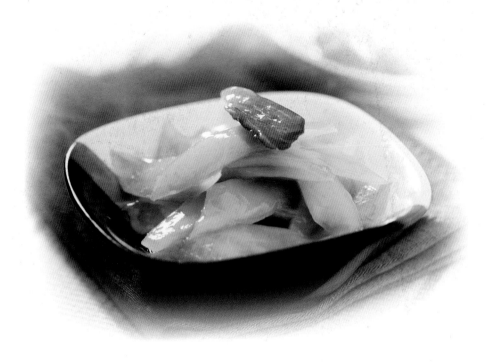

7 如何安排水果

水果对血糖的影响较大，食用要小心。

与蔬菜不同，水果含糖较多，故对餐后血糖有明显影响。而且，不同水果的含糖量和血糖生成指数（GI）都有所不同，即使同一种水果的含糖量和GI也会因产地、大小和季节而有所不同，这都给计算各种水果互换表带来很大变数。为此，本书放弃水果互换表，给出3个基本建议：

①严格控制水果总食用量，不同能量等级患者每日水果摄入量见表3-6。

②尽量选用血糖生成指数（GI）较低的苹果、梨、桃、杏、李子、樱桃、葡萄、柑、柚等，少选用血糖生成指数（GI）较高的菠萝、杜果、西瓜、芭蕉、香蕉等，如选用这些水果，要减量为100克（以1800千卡为例）。

③水果宜作为加餐（正餐中间或者睡前一小时）食用，不宜与正餐一起食用或者餐后立即吃水果。

表3-6 不同能量等级患者每日水果摄入量

能量等级（千卡）	1400	1600	1800	2000	2200	2400
低GI水果	200克	200克	200克	300克	300克	400克

8 如何安排烹调油

油要少吃，而且种类应该丰富一些。

糖尿病患者（以1800千卡能量为例）每天要吃烹调油25克（健康人也应该吃这么多）。说起来容易，做起来难。准确控制烹调油要解决2个难题。

一个是减量难。现在城市居民烹调油食用量普遍超标，人均49.1克/日，大多数人远远不止25克/日。所以糖尿病患者必须大幅度减少烹调油，这让很多人不习惯、不适应。克服这一难题的方法唯有提高认识和下定决心。

另一个是称量难。超市里能买到带刻度的小油壶，但如果每餐炒菜时都现场称量几克或几毫升，那也着实烦琐。简便的思路是用小油壶称取一星期（7天）的烹调油用量175克（25×7=175），然后定量用一周。如果家里一共有2口人，则称取350克（175×2=350）。如果午餐或晚餐在外面进餐而不是在家吃，则每人次减去10克（如果早餐在外面吃，也可按每人次减少5克计算）；如果有客人来，则每人次增加10克。

在用小油壶称取烹调油时，可以同时加入数种植物油，如玉米油、花生油、橄榄油、亚麻油等，以实现食用油多样化。特别是橄榄油（或油茶籽油）对控制血糖具有特殊意义，受到糖尿病诊疗指南的推荐，故应以橄榄油为主。

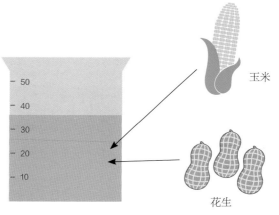

食用油多样化

9 如何控制食盐

盐要少吃，低钠盐更健康一些。

糖尿病患者每餐用盐不要超过2克（1小勺，超市有售标准盐勺），推荐选用"低钠盐"代替普通盐。

除食盐外，酱油（生抽和老抽）、豆豉、大酱、豆瓣酱、调味酱、调料包、味精、鸡精等也含有较多的食盐或钠，糖尿病患者食用它们时，要减少相应食盐。一般地，20毫升酱油含有3克食盐，10克大酱中含有1.5克食盐，5

克味精相当于1克食盐。

此外，咸菜、榨菜、腌菜、虾皮、海米等咸味食品也含有大量食盐，糖尿病患者尽量不要食用，或者代替相应食盐。

方便面、咸面包、饼干、火腿肠、饮料、鱿鱼丝、牛肉干等加工食品通常含有较多的钠，糖尿病患者尽量不要食用。

10 如何一日分餐

少食多餐有助于控制餐后血糖。

在控制每日食物总量的前提下，增加餐次有助于控制餐后血糖。建议糖尿病患者一日五餐，即早午晚三顿正餐，再分别于上午（下午亦可）和晚上加餐二次。为了简便，一次加餐是水果，另一次加餐是奶类、大豆制品（或坚果）。

三顿正餐可以平均分配，即每餐进食总量（能量）大致相同，也可以早餐相对少一些，午餐和晚餐相对多一些。后一方案特别适合空腹血糖（基础血糖）升高明显，而餐后血糖控制尚可的患者。

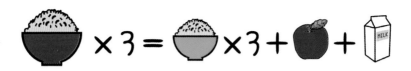

11 一周食谱示范

掌握了各种食材的计算，就可以组合成一周的食谱了。

在了解前述糖尿病饮食的基本原则和基本方法之后，就能安排糖尿病患者每天（一周）食谱了。以下示范食谱的能量等级都是1800千卡/日，其他能量等级的食谱可以采用同样的菜肴，但食材的重量要有所调整。

表3-7 一周食谱

	早餐（7:00）	加餐（9:30）	午餐（12:00）	加餐（15:00）	晚餐（19:00）
星期一	低脂牛奶200克 红豆小米黑米粥（主食50克）[70页] 凉拌豌豆苗半份[113页]	水果100～200克	二米饭（主食100克）[78页] 豆豉蒸鲳鱼（鱼肉140克）[159页] 白灼菜心1份[104页]	酸奶100克	全麦馒头（主食100克）[87页] 炝炒包菜半份[136页] 千张炒韭菜半份[192页]
星期二	蒸蛋羹1个[203页] 豆沙饼半个[91页] 双花拌萝卜半份[125页]	水果100～200克	杂粮米饭（主食100克）[80页] 白萝卜烧牛肉5块（牛肉100克）[144页] 蚝油生菜1份[108页]	酸奶100克	荞麦面馒头（主食100克）[188页] 豉汁豆腐1/3份（豆腐90克）[186页] 荷兰豆炒丝瓜1份[120页]
星期三	低脂牛奶200克 大麦米粥（主食50克）[73页] 香辣三丝半份[133页]	水果100～200克	杂豆米饭（主食100克）[182页] 鲩鱼焖豆腐（鱼肉150克、豆腐100克）[163页] 酸辣茼蒿1份[115页]	酸奶100克	二合面馒头（主食100克）[89页] 蚝油油菜半份[109页] 炒素菇半份[129页]

续表

	早餐（7:00）	加餐（9:30）	午餐（12:00）	加餐（15:00）	晚餐（19:00）
星期四	低脂牛奶200克 煮鸡蛋1个 [198页] 时蔬麦片粥 （主食50克） [77页]	水果 100～200克	红豆米饭 （主食100克） [81页] 茶树菇烧排骨2块 [142页] 韭菜炒绿豆芽1份 [112页]	酸奶 100克	豆面窝窝头（主食100克、黄豆粉32）[92页] 蚝油西蓝花1份 [122页] 嫩笋炒香菇半份 [128页]
星期五	低脂牛奶200克 咸鸭蛋1个 [199页] 胡萝卜小米粥 （主食50克） [75页]	水果 100～200克	二米饭 （主食100克） [78页] 翡翠虾仁半份 （虾仁75克） [172页] 干煸苦瓜半份 [117页]	酸奶 100克	大葱花卷（主食100克）[90页] 肉丝炒三菇半份（瘦肉50克）[137页] 芹菜炒豆干半份（豆腐干65克）[191页]
星期六	低脂牛奶200克 全麦馒头半个 （主食50克） [87页] 酸辣瓜条半份 [116页]	水果 100～200克	杂粮杂豆米饭 （主食100克） [83页] 鲜菇蒸鳕鱼 （鱼肉约150克） [82页] 干煸苦瓜半份 [117页]	酸奶 100克	菠菜汤面（主食100克，瘦肉50克）[97页] 千张炒莴笋半份（千张40克）[193页]
星期日	低脂牛奶200克 胡萝卜鸡蛋饼 （主食50克，鸡蛋25克） [95页] 蒜泥扁豆1份 [126页]	水果 100～200克	高粱绿豆饭 （主食100克） [84页] 清炒鲜茶树菇半份 [130页] 清炒莜麦菜1份 [114页]	酸奶 100克	三鲜蒸饺（主食100克，黄豆20克）[101页] 豆浆（150毫升，相当于黄豆10克）

总结

编排糖尿病食谱的主要步骤如下：

1. 确定糖尿病能量等级（方法见第二章）。

2. 查阅第二章表2-1确定相应能量等级平均每天要吃多少（生重）谷类和杂豆、大豆类、蔬菜、水果、肉类、鱼虾、蛋类、奶类、烹调油和食盐十大类食物。

3. 这些食物（主食、蔬菜、大豆、水果、奶类、烹调油和食盐）有些要天天吃，甚至是顿顿吃（比如主食和蔬菜）；有些食物（鱼虾、肉类、蛋类）可以每周安排吃数次。不论天天吃（或顿顿吃）的，还是每周吃数次的，都要控制（平均）食用量（推荐摄入量）。

4. 这些食物每天分成3次正餐和2次加餐，即"3+2"模式。各自采取何种烹调方式，以及如何完成上述推荐摄入量，请参阅第四章至第九章。

第四章

主食类

种类多样、粗细搭配、控制总量

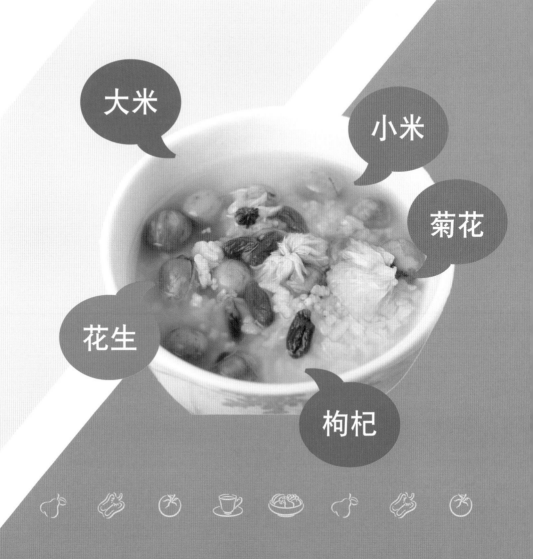

大米

小米

菊花

花生

枸杞

一、粥类

红豆小米黑米粥

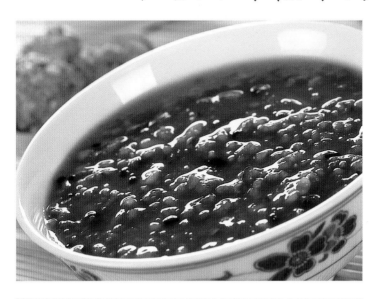

原　料

红豆60克、小米30克、薏米30克、黑米30克（合计相当于主食150克）。

制作步骤

红豆、薏米和黑米洗净，用清水浸泡4～6小时。与小米混合，冷水下锅，大火烧开，转小火熬约40分钟。用电压力锅煮粥可缩短时间。

特色评价

用压力锅（或高压锅）煮粥是煮杂粮粥或杂豆粥的简便方法，因为杂粮或杂豆通常比较难熟，需要煮很长时间。而增加压力后，煮粥的时间明显缩短。

营养点评

白米粥一向被视为"最养人"的食物，其实营养含量较低，且白米粥的血糖生成指数（GI）较高，不利于血糖控制。但用杂豆（如红豆、绿豆、扁豆等）和杂粮（如小米、玉米、高粱米等）煮成粥，其血糖生成指数（GI）较低，而且在大米中加入这些粗粮混合煮粥也能降低血糖生成指数（GI）。当然，粥中杂粮或杂豆的比例不应太少（应不低于1/3）。

食用杂粮、豆粥也要严格控制食用量。做粥之前，要先称量各种原料的干重，并计算总量（如例是150克）。煮成粥以后，要称量粥的总量，然后分成比例大致相等的几份（如3份，每份相当于原料的1/3），使每份的量（本例相当于50克干重，150×1/3=50克）适应每餐主食总量的要求。

红豆粥

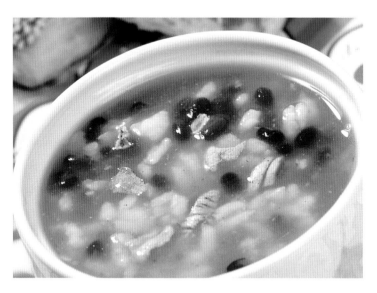

特色评价

还可以加入其他杂豆或黑米等。

营养点评

红豆（赤小豆）、绿豆、扁豆、四季豆、蚕豆等杂豆类的营养成分与谷类有相似之处，都含有大量的淀粉。但杂豆类的营养价值更高，其蛋白质、B族维生素和膳食纤维的含量更胜一筹。尤其重要的是，这些杂豆类所含淀粉中绝大部分都是直链淀粉，而谷类以支链淀粉（顾名思义，就是链状分子结构有很多分支）为主。前者消化较慢，升高血糖亦较慢，有助于减轻胰岛素压力。

用电饭煲煮杂粮粥比较省事，无须值守。但就营养而言，用高压锅煮杂粮粥要更胜一筹。高压锅内温度可以达到108℃～120℃，加之压力增高，煮粥时间缩短为电饭煲的1/3，上气之后再多煮十分钟即可关火。烹调时间缩短，又是密封，所以营养流失或破坏较少。

小米绿豆百合粥

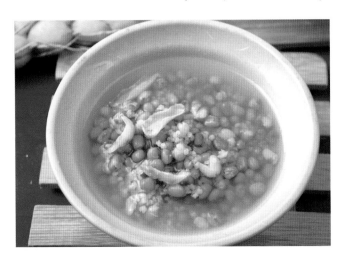

原料

绿豆50克、小米40克、百合10克（合计相当于主食100克）。

营养点评

百合（干品）含大量碳水化合物，其中大部分是淀粉，所以要计入主食总量，即本例粥品相当于主食100克（干重）。

绿豆被中国人视为传统的夏季保健食品，可清热解毒、防暑降温。且绿豆皮中不但含有较多膳食纤维、维生素和矿物质，还含有类黄酮、单宁、皂甙、豆固醇等。

绿豆升血糖作用较弱，特别适合糖尿病患者。

特色评价

杂粮与杂豆的组合，要延长熬煮时间，或者用压力锅（或高压锅）煮才能获得较好的口感。

制作步骤

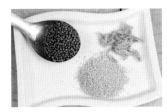

01 将绿豆、小米、百合准备好。

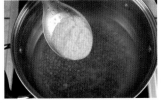

03 再放入洗净的小米。

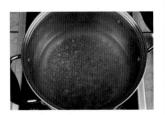

02 绿豆洗净后用清水浸泡2个小时。百合洗净后用清水浸泡30分钟。锅中放入清水，烧热后，放入浸泡透的绿豆。先用大火烧开，然后转小火，熬约5分钟。

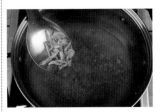

04 搅拌均匀。然后放入浸泡透的百合。搅拌均匀后，继续烧开，用小火熬约30分钟即可。

大麦米粥

原料　大麦米100克、大米50克（相当于主食150克）。

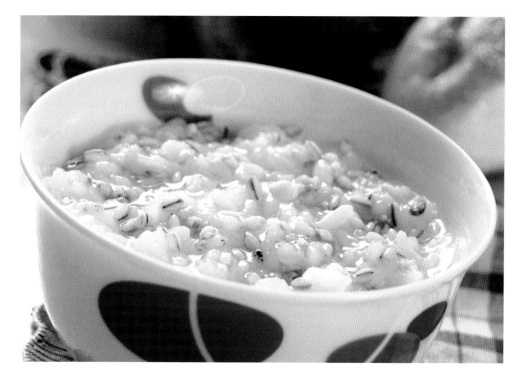

制作步骤

大麦米用温水浸泡至发涨（数小时），再洗净沥水。与粳米、适量水一起放入电饭煲中煮粥。

特色评价

　　杂粮与大米的粥组合。

营养点评

　　大麦米是指仅去掉谷壳未进一步加工的大麦粒，也是典型的粗粮之一，富含膳食纤维和B族维生素。大麦的产量不低，但直接食用的不多，大多用于酿造啤酒（大麦芽）和饲料。

73

菊花莲子枸杞小米粥

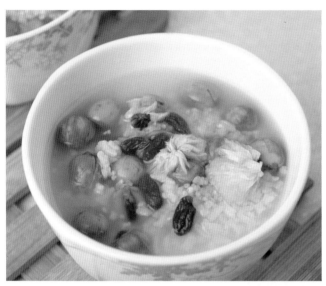

原料

大米40克、小米40克、莲子20克、小菊花10克、枸杞子10克（相当于主食100克）。

营养点评

莲子含碳水化合物67.2%，其中大部分是淀粉，因而应计入主食总量。小菊花和枸杞子中淀粉含量较少，不必计入主食总量。所以本例相当于主食（干重）100克。

小米是北方地区经常食用的杂粮之一，营养价值比大米高，富含钾和铁，维生素B_1的含量是大米的4～5倍，因而是最值得推荐的粗粮之一。小米特别适合熬粥，也可以烹制米饭，特别是与大米混合制作"二米饭"（小米无须提前浸泡）。小米一般口感比大米稍粗，但高品质的小米米香十足。

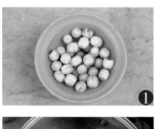 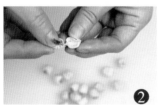 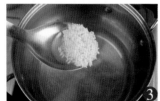 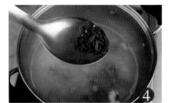

制作步骤

莲子洗净，放入清水中浸泡透，去除里面的莲子芽，锅中放入清水，放入大米、莲子、小米，搅拌均匀，大火烧开，再转小火，熬约35分钟。放入洗净的枸杞和小菊花，搅拌均匀，继续熬约8分钟即可。

特色评价

杂粮与莲子、枸杞子和菊花的粥组合。

胡萝卜小米粥

原料 胡萝卜100克、小米50克（相当于主食50克）。

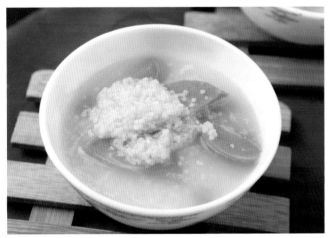

营养点评

蔬菜粥，即在粥中加入蔬菜，不但是增加蔬菜摄入的途径，还是降低粥类餐后血糖的有效方法。一般地，胡萝卜、白萝卜、南瓜、白菜等都可用来熬粥，且不必计入主食总量。但薯类，即土豆、地瓜、紫薯、山药、芋头等用来煮粥时要另当别论。

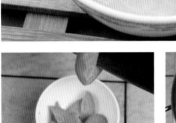
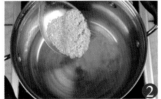
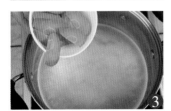
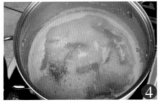

制作步骤

胡萝卜洗净，削成滚刀块。锅中放入适量的清水，烧热后，放入洗净的小米。放入胡萝卜块，搅拌均匀，大火烧开，转小火熬约30分钟即可。

特色评价

杂粮与蔬菜的粥组合。

紫薯白米粥

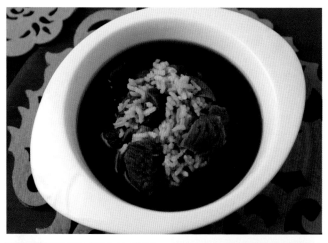

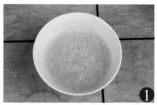
①

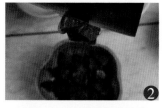
③

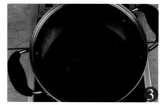
④

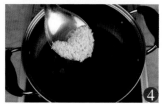

原料

大米70克、紫薯100克（两者合计相当于主食100克）。

制作步骤

大米洗净用清水浸泡1小时。紫薯削去外皮，洗净，砍成不规则的块，锅中放入适量的清水，烧热后，放入紫薯块。放入浸泡透的大米，大火烧开，转小火，熬约40分钟，出锅即可。

特色评价

紫薯富含花青素，在碱性条件下会变得很难看，颜色发蓝，而在酸性条件下（如加入一点点醋、果汁等）则稳定为漂亮的红色。

营养点评

紫薯因富含花青素呈紫色而得名。花青素是一类广泛存在于蓝莓、紫茄子和紫薯等蔬菜水果中的黄酮类物质，有很强的抗氧化作用，能清除人体内自由基，具有一定保健价值。除花青素外，紫薯的其他营养成分与普通红薯差别不大。

紫薯的主要成分也是淀粉以及少量蛋白质，富含维生素C、胡萝卜素、钾、硒、膳食纤维等重要营养素。而且，煮熟紫薯（还有红薯、马铃薯等）的血糖生成指数（GI）低于普通的米饭、馒头等。

因此，糖尿病患者可以用它们替代一部分主食。紫薯、红薯等淀粉含量大致相当于大米、面粉的1/3，也就是说，300克生的紫薯相当于100克大米或面粉，可以按照3：1的比例替换主食。

时蔬麦片粥

制作步骤

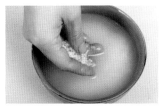

01 大米洗净浸泡30分钟。土豆、胡萝卜和青椒分别切成1厘米见方的小丁。

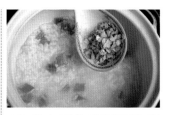

03 放入青椒丁后再次烧开。放入麦片，搅拌均匀，继续熬约5分钟。

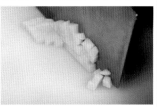

02 土豆、胡萝卜切丁后与大米一起下锅大火烧开，后转小火煮20分钟。

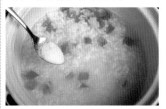

04 放入盐、鸡精，搅拌均匀，再熬约1分钟，起锅盛入碗中即可。

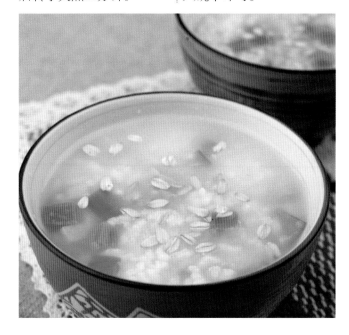

原料

大米60克、麦片30克、土豆30克（三者合计约相当于主食100克）、青椒30克、胡萝卜40克、盐1克、鸡精1克。

营养点评

纯燕麦片是燕麦粒轧制而成，呈扁平状，直径约相当于黄豆粒，形状完整。经过处理的速食燕麦片有些散碎感，但仍能看出其原有形状。与燕麦片不同，燕麦米是指未经轧制的燕麦粒，既可以煮粥食用，也可以浸泡数小时后掺入米饭中。

纯燕麦片和燕麦米都是全谷，属于粗粮，营养价值很高，是膳食纤维和B族维生素的较好来源，而且它们的血糖生成指数（GI）较低，很适合作为糖尿病患者的主食。

特色评价

蔬菜杂粮。

二、米饭类

二米饭

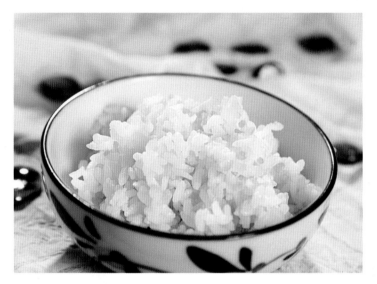

原　料

大米、小米各100克（合计相当于主食200克）。

制作步骤

用普通电饭煲即可，做法与制作普通米饭相同。

特色评价

大米与小米搭配，相得益彰，卖相口感都不错。做二米饭时，小米应与大米的量一样，否则就成了颜色点缀，达不到吃粗粮的目的。

营养点评

很多糖尿病患者只知道吃白米粥不利于控制血糖，而不知道白米饭其实也一样。白米饭营养价值很低，而且血糖生成指数（GI）很高。加入粗粮，包括小米、燕麦米、黑米（需要提前浸泡数小时）、大麦米（需要提前浸泡数小时）以及绿豆、红豆、芸豆、扁豆等各种杂豆（均需要提前浸泡数小时）等，不但可以提升营养价值，还能降低血糖生成指数（GI），对糖尿病患者非常有益。且米饭中加入的粗粮和豆类都要计入主食总量。

黑米饭

原料 大米200克、黑米50克、莲子50克（合计相当于主食300克）。

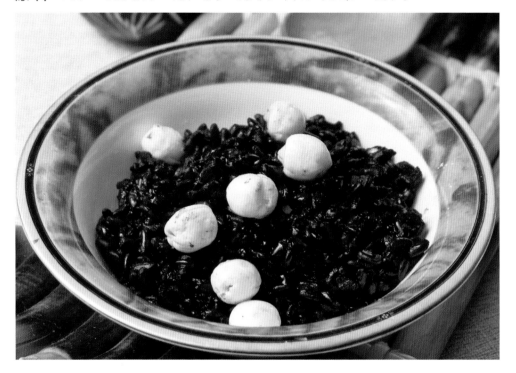

制作步骤

黑米和莲子用清水浸泡4~6小时。然后与大米一起，添加适量水放入电饭煲蒸熟即可。

特色评价

很多人喝过黑米粥，却不知黑米也可以做饭。为了与白米一起熟，黑米要提前浸泡几小时，或者提前煮沸10分钟。而且要做出黑中透红的米饭，黑米的比例不能太高，与白米1:4即可，否则米饭颜色特别黑。当然，如果你喜欢墨黑的米饭，那就无所谓了。

营养点评

黑米（属于糯米类），是黑糯米，外表墨黑。黑米多为糙米，未经精制研磨，是一种粗粮，口感较粗，但营养价值高于白米。黑米富含钾、磷、锌、膳食纤维以及花青素等。

杂粮米饭

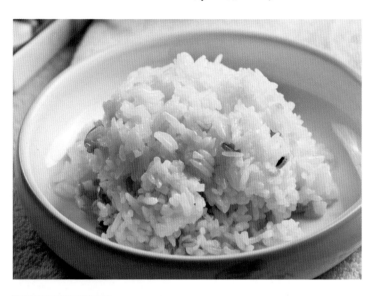

原　料

燕麦米50克、大麦米50克、荞麦米50克、糯米50克和大米100克（合计相当于主食300克）。

制作步骤
▼

大麦米、燕麦米和荞麦米提前浸泡8~12小时，弃水后与大米以及糯米混合，用电饭煲蒸制米饭。

特色评价

做杂粮或杂豆米饭，提前浸泡非常重要。大麦米、燕麦米和荞麦米都是典型的粗粮，外皮很硬，需要较长时间浸泡才能用来做饭，否则不能与大米或糯米同步成熟。或者把杂粮提前煮开15～20分钟，再加入糯米和大米。饶是如此，做出的杂粮米饭口感也还是偏硬。加入糯米正是为了增加杂粮米饭的黏糯度。如果吃不惯偏硬的米饭，建议做杂粮粥，多加水，长时间熬制。

营养点评

糯米也称为江米，外形比普通大米细，营养价值与大米类似。它并不是粗粮，而是像大米一样属于细粮。它的血糖生成指数（GI）比大米更高，所以不宜大量食用。它的优势是口感黏糯，使杂粮饭更好吃。

荞麦米是指未研磨成面粉的荞麦粒，因为保留了完整的麦粒外层，所以也是典型的粗粮。像燕麦米、大麦米一样能提供丰富的膳食纤维和B族维生素，而且血糖生成指数（GI）很低。

红豆米饭

原料 粳米100克、赤小豆100克（合计相当于主食200克）。

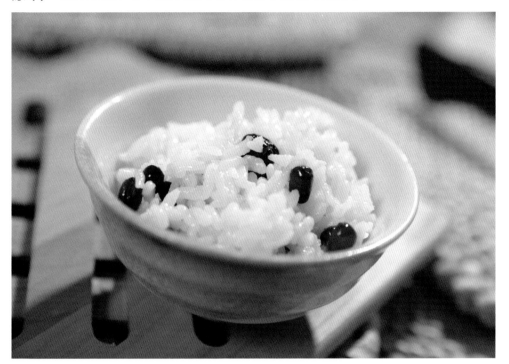

制作步骤

先将赤小豆放入锅中加水煮至七分熟，捞出放入电饭煲，并与粳米混合，加适量水煮饭即可。

特色评价

　　白中带红，口感软硬适度，红豆米饭是粗细搭配的典范。做好红豆米饭的关键是红豆要提前浸泡，至少要6～8小时。浸泡时间越长，红豆的口感越软。当来不及长时间浸泡时，用温水可以缩短浸泡所需时间。

营养点评

　　像米饭中加入小米、黑米等杂粮一样，米饭中加入红豆、绿豆等杂豆类也是提升米饭营养价值的有效手段。这些豆类多带有完整的外壳，需要提前浸泡，否则要煮很长时间才能熟。

81

杂豆米饭

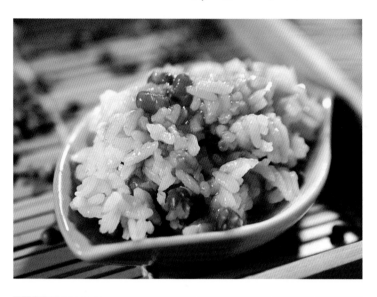

原　料

大米200克、绿豆50克、红豆50克（合计相当于主食300克）。

制作步骤
▼

绿豆和红豆提前浸泡6~8小时，与大米一起放入电饭煲，过程与做普通米饭相同。如果来不及浸泡绿豆，则先把绿豆和红豆放入电饭煲中煮开15分钟，再加入大米焖制米饭。

特色评价

绿豆粥是十分流行的吃法，绿豆米饭亦可一试。有些家庭在夏天喜欢用绿豆煮水喝，解暑降温。煮完水的绿豆也可以用来做米饭，以增加膳食纤维。

营养点评

除红豆、绿豆之外，杂豆饭中还可以加入扁豆、饭豆、眉豆、豇豆等各种干豆，但黄豆（黄大豆）、黑豆（黑大豆）和青豆（青大豆）要另当别论。这三种豆的营养特点与杂豆不同，它们不属于粮食或主食的范畴，应该计入大豆制品。

杂豆类，如扁豆、四季豆、绿豆、青刀豆、鹰嘴豆、蚕豆、罗马诺豆等的GI都很低，糖尿病患者应多选用。这些杂豆类所含淀粉中支链淀粉比例极低，绝大部分都是直链淀粉（顾名思义，就是链状分子结构中没有分支）。直链淀粉分子紧密排列，空隙少，不易糊化。而且，杂豆所含淀粉约有35%是不能被消化吸收的（营养学称之为"抗性淀粉"），不能变成血糖。此外，杂豆类也富含膳食纤维，与粗粮类似。因此杂豆类GI较低，升血糖较慢。

杂粮杂豆米饭

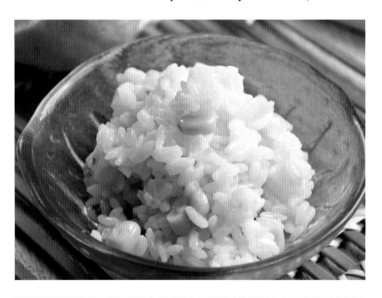

大米150克、玉米糁100克、芸豆50克（合计相当于主食300克）。

制作步骤
▼

芸豆提前浸泡6~8小时备用，如果来不及浸泡，可以提前下锅煮开15分钟。把大米、玉米糁和浸泡好的芸豆混合，加适量水，放入电饭煲中按照做正常米饭的程序操作即可。

特色评价

　　杂粮饭细中有粗，颜色和口感更丰富，营养价值更高。玉米糁（颗粒较细小）换成玉米糙（颗粒较粗大）亦可，但玉米糙也需要提前浸泡数小时，以便与大米一起煮熟。

营养点评

　　二米饭、杂粮粥、红豆饭、绿豆饭、杂豆饭、杂粮饭……名字各不相同，但基本原则相同，就是在普通白米饭的基础上加入杂粮、杂豆，以达到粗细搭配，以粗为主的目的。最重要的或许不是加什么粗粮，加几种粗粮，而是要尽量少吃纯白的米饭，逢做米饭必加各色粗粮，种类随意。但要注意，除小米外，杂豆类、燕麦米、大麦米、玉米、高粱米等粗粮均需要提前浸泡数小时或煮沸十余分钟，才能与大米在电饭煲中一起煮熟。

高粱绿豆饭

原料 高粱米300克、绿豆100克（合计相当于主食400克）。

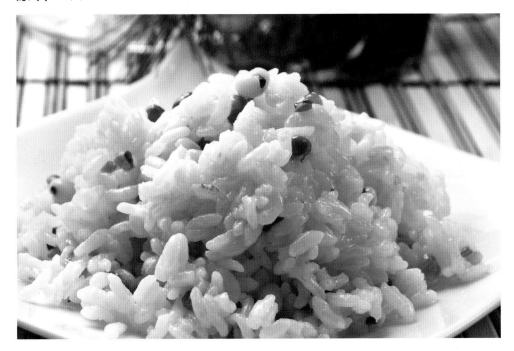

制作步骤

高压锅置旺火上，加入适量清水、绿豆和高粱米焖煮至阀门排气，再大火焖煮10分钟左右，然后改用小火焖10分钟即成。

特色评价

高粱米和绿豆共同特点是不易煮熟，需要长时间煮，即使用高压锅，也需要二十分钟。

营养点评

难以煮熟的食物通常也意味着难以消化。消化吸收速度越慢，则餐后血糖升高越慢（食物中的糖类经肠道消化成葡萄糖，并吸收进入血液成为血糖），血糖生成指数（GI）越低，越有利于控制血糖。但对于合并有胃炎、胃溃疡等胃肠道疾病的糖尿病患者，不宜过分追求"粗"或"消化慢"，应量力而行。

扬州炒饭

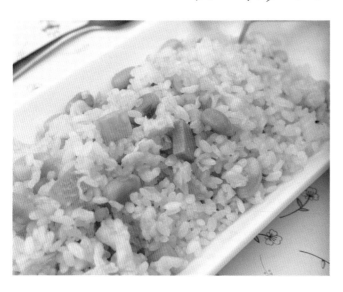

原料

熟米饭2碗（相当于主食干重200克）、鸡蛋1个、火腿肠40克、胡萝卜50克、毛豆（或青豆）20克、橄榄油10毫升、盐1克、鸡精1克。

营养点评

炒饭的原料可以复杂一些，但糖尿病患者要注意各类食材的属性。比如胡萝卜、青椒、金针菇、香菇等都属于蔬菜，放多一些也没关系，但火腿肠、鸡蛋、牛肉等属于高蛋白食物，要注意食谱限量。

特色评价

多放一些鸡蛋、火腿以及烹调油的确能让炒饭更好吃，但糖尿病饮食却要求限量食用这些。有时候，美味和健康之间只能选择一个。

制作步骤

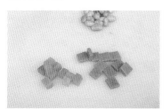

01 胡萝卜、火腿肠切成小丁。

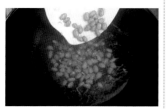

02 毛豆放入沸水中煮熟，捞出沥水。

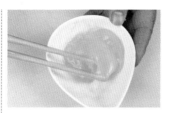

03 鸡蛋打入碗中搅拌均匀。热锅下油，放入鸡蛋液，炒至金黄。

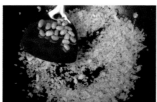

04 再放入米饭炒散，再放入煮熟的毛豆和胡萝卜丁、火腿丁翻炒。放入盐、鸡精再炒约3分钟，起锅装盘即可。

什锦时蔬蒸饭

制作步骤

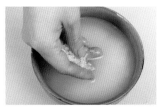

01 大米洗净后，放入碗中，加适量清水，浸泡半小时。

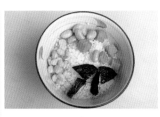

03 放入玉米粒，加入适量的清水（大约是米的1倍）。

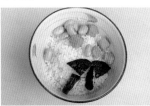

02 大米浸泡透后，放入洗净后的毛豆、水发香菇、胡萝卜丁。

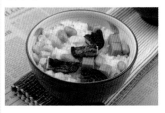

04 将碗移入蒸锅中，蒸约20分钟，米饭蒸熟即可。

原料

大米80克、玉米粒20克、毛豆（或青豆）20克（三者合计相当于主食100克）、胡萝卜20克、水发香菇20克。

营养点评

与炒饭相比，蒸蔬菜饭的优点是无须加油和盐。理论上，米饭与蔬菜混合后，血糖生成指数（GI）有所降低，有益于血糖控制。但如果蔬菜投放量太少，就只起装饰和增味作用，对餐后血糖益处不大。

特色评价

大米做饭之前，先浸泡二三十分钟，米饭口感更好。

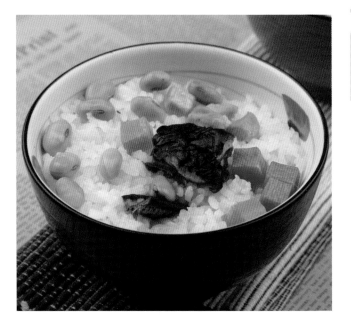

三、面食

全麦馒头

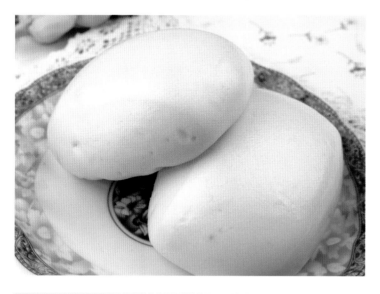

原　料

全麦粉300克、精白面粉200克、酵母粉5克（合计相当于主食500克）。

制作步骤

把普通精白面粉与全麦粉混合，加入酵母（比例请参照酵母粉说明书）一起混合揉成面团，发酵数小时。再分割搓成大小均一的5个面团（每一个相当于主食100克），放在蒸锅笼屉上，大火蒸15分钟（从冒气开始计时）。

特色评价

这其实不是纯粹的全麦馒头，而是部分全麦的馒头，掺入了精白面粉。这种全麦馒头颜色略发黑，质地较粗硬，但越嚼越香，回味美好。最重要的是营养丰富，吃后感觉肠胃非常舒服。

营养点评

全麦面粉是指用没有去掉麸皮的小麦粒磨成的面粉，其颜色比精致面粉黑，口感也较粗糙。全麦面粉也属于粗粮，维生素、矿物质和膳食纤维含量都高于精白面粉，血糖生成指数（GI）较低，有助于控制餐后血糖。

全麦面粉可以在超市里买到。不过，现在超市里很多"全麦粉"并不正宗，基本还是白色的，只是比普通面粉略粗一些而已。如果购买这种全麦面粉，就不必再兑入白面粉了，直接发酵蒸制馒头即可。

荞麦面馒头

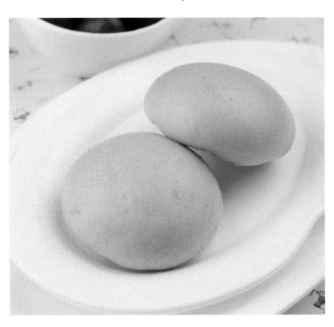

原料

荞麦面300克、白面200克、发酵粉10克（合计相当于主食500克）。

营养点评

荞麦面馒头的GI为66.7，所以荞麦面馒头更有利于控制餐后血糖。

一种作物是粗粮还是细粮（精制谷物）主要取决于研磨加工方法。水稻收割后，如果研磨成白大米（粳米），就是细粮；如果研磨成糙米（保留米粒外层，暗褐色，较粗糙），就是粗粮。谷类外层恰好是营养精华，且消化较慢，血糖生成指数（GI）较低。

特色评价

面粉发酵其实非常简单，酵母粉（发酵粉）的标签上会说明酵母粉与面粉的大致比例，也可以根据情况灵活掌握。

制作步骤

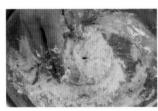

01 把荞麦面、白面拌匀。将发酵粉化开、拌匀后加入面中，和成面团。

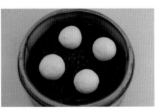

03 并分成5个大小均一的馒头生坯（每个相当于100克面粉），放入蒸笼。

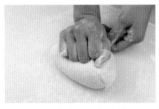

02 面团放在温暖处发酵至体积增大至2倍左右，然后反复揉搓。

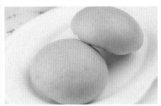

04 在锅内醒发15分钟，大火将水烧开，中火蒸15分钟，关火虚蒸3分钟即可。

二合面馒头

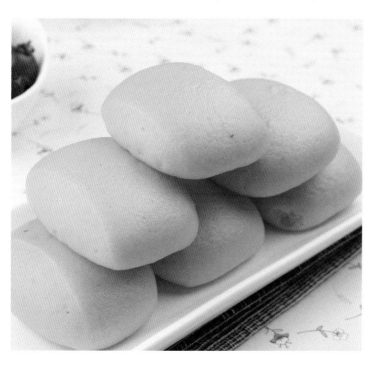

原　料

白面粉300克、玉米面粉200克、发酵粉5克（合计相当于主食500克）。

制作步骤

把玉米面、白面拌匀，再将发酵粉放少量温水中化开，倒入面中拌匀和成面团。面团发酵至增大1倍左右，然后揉搓分成5个馒头生坯，放入蒸锅醒发15分钟。水开上气后，中火蒸约15分钟，关火虚蒸3分钟即可。

特色评价

"二合""两掺"（或"多掺"）是特别适用于糖尿病饮食的烹调思路，不但能做到食物多样化，还有助于控制餐后血糖。不过，很多人在制作粗粮粥、粗粮面点时加入较多糖，有的还要加油脂，这显然不适用于糖尿病饮食。

营养点评

普通白馒头的血糖生成指数（GI）为88.1，而二合面（玉米面+白面粉）馒头的GI更低，为64.9，显然后者更有利于控制餐后血糖。在馒头中添加粗粮粉、蔬菜汁等既提高其营养价值，又能降低其血糖生成指数（GI），对糖尿病患者大有裨益。

像白米饭一样，纯白馒头（精制面粉）营养价值不高，而血糖生成指数（GI）较高。

除玉米面外，荞麦面、高粱面、全麦面粉、黑米面、小米面等都可以掺入面粉中制作馒头等面食。

大葱花卷

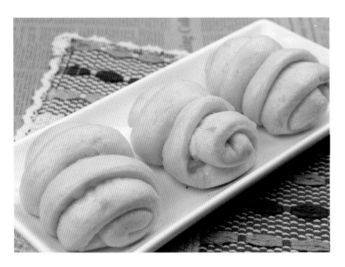

原料

全麦面粉500克（超市购买，颜色较白）、大葱30克、橄榄油或亚麻油10毫升、发酵粉5克。

营养点评

全麦面粉在很多超市均可买到，但因为目前全麦面粉并没有统一的国家标准，所以超市里有各种各样的全麦面粉，有的颜色发暗，有的色泽很白，有的带麸皮细颗粒，有的完全不见麸皮，有的很可能只是出粉率较高的普通面粉（比如"标准粉"）。但无论如何，它们都比精白面粉略粗一些，更接近粗细搭配的饮食原则，毕竟精白面粉的营养是最差劲的。

特色评价

花卷一般要加入油和食盐以使其口感更好，而这是糖尿病饮食需要重点控制的，所以本例不放食盐，油也尽量少放，每100克主食约含有2毫升烹调油。

制作步骤

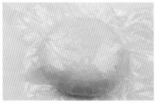

01 先将发酵粉加入温水化开，加入面粉中和成面团，用保鲜膜盖起来。

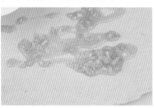

02 面团放到温暖处发酵至原来的2倍大。将葱花放入油锅中，煸炒出香味。取出发酵好的面团，揉搓均匀，擀成薄面饼，抹上煸炒后的葱及油。

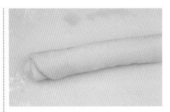

03 然后将面饼卷起，切成5段（每个相当于100克面粉）。

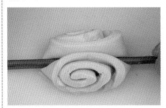

04 取其中一段用筷子横着压一下，再用手将两头捏一起做成花卷，上屉蒸熟即可。

豆沙饼

制作步骤

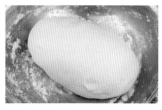

01 全麦面粉发酵。

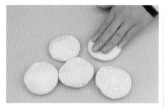

02 红小豆用清水浸泡数小时，下锅煮熟后搅拌并加少量糖，使之变成馅料。发酵醒好的面团分割成大小均等的8份，擀成面饼。

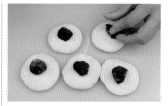

03 将豆沙均匀地放入面皮中。

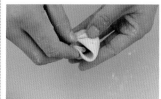

04 将豆沙包入面皮中，包严实，收紧口。放入电饼铛（可涂少许油）中煎熟即可。

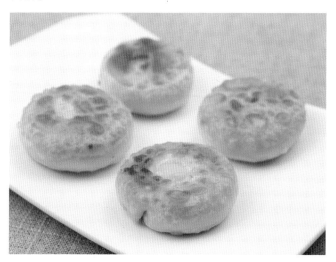

原 料

全麦面粉500克、红小豆（或红芸豆）200克、白砂糖20克（合计相当于主食720克）、发酵粉5克、花生油少许。

营养点评

超市售卖的豆沙（或豆沙包）不宜推荐给糖尿病患者。因其中添加了大量的淀粉、白砂糖等，还为获得细腻的口感而将红豆去皮，这就损失了很多膳食纤维和B族维生素等，也使血糖生成指数（GI）升高，不利于血糖控制。自家制作的豆沙饼或豆沙包才真正是粗细搭配的主食。

红小豆富含钾、铁、硒和磷等元素，是糖尿病患者的健康之选。

特色评价

电饼铛无须放油就可烙饼，而加一点儿水可以使饼更松软，豆沙馅里最好不放白糖。

豆面窝窝头

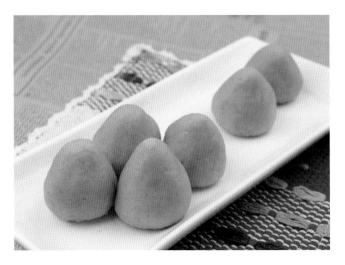

原料

玉米粉300克、大豆粉100克（注意大豆粉不能计入主食，而应计入大豆制品）、小苏打5克。

营养点评

玉米是粗粮的典型代表，常被加工成玉米面、玉米糁等，适合制作饼、粥等，也可直接食用蒸煮的玉米棒（在完全成熟之前采摘）。它们的血糖生成指数（GI）通常都较低，很适合糖尿病患者，如玉米面粥GI为50.9、煮鲜玉米GI为55.0。

玉米面中掺入黄豆粉是非常值得推荐的做法。黄豆蛋白质富含赖氨酸，而玉米蛋白质恰好最缺乏赖氨酸，所以两者混合食用可以取长补短。

特色评价

因为制作过程没有进行发酵，所以加小苏打可使窝窝头松软、色泽好一些。不加小苏打会损失一些口感，但更有营养。

制作步骤

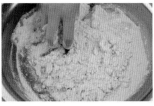

01 将大豆粉、玉米粉、小苏打原料放入盆中，加入温水，用手拌匀。

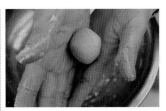

03 用大拇指在底部顶着，做成上面稍微尖，底部是空的窝窝头生面坯。

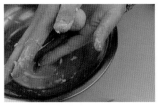

02 把面团分成8份（每份相当于主食50克），用手团成圆球形状。

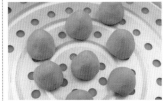

04 放入蒸笼中，蒸约15分钟，关火虚蒸3分钟，起锅即可。

玉米饼

制作步骤

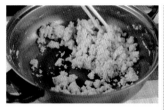

01 将玉米粉、糯米粉放入盆中，加入开水，用筷子拌均匀，和成面团。

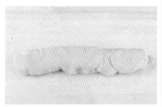

02 面团放案板上，揉成长条形。

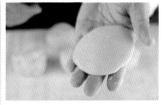

03 分成大小均等的4段，做成中间厚、边缘薄的圆形的玉米饼。

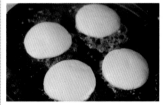

04 电饼铛烧热，放少许油，加少许水，再放入玉米饼煎熟。

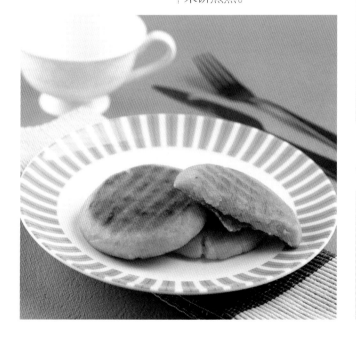

原料

玉米粉350克、糯米粉50克（合计相当于主食400克）、花生油8毫升。

营养点评

玉米面饼外出购买也可，一般130克玉米饼相当于100克玉米粉，或者说玉米饼与玉米粉的比例是1.3：1。购买玉米饼后，可以按这个比例换算成玉米粉，以便控制主食摄入量。有些外购的玉米饼也混有部分黄豆粉，营养价值更高，口感更好，但加入黄豆粉的比例常常不明，此时，可以不理会黄豆粉比例，还按1.3：1的比例大致折算成面粉即可。

特色评价

加少量油可使玉米饼的外观和口感更好，加水可以使饼松软。玉米粉中掺入糯米粉增加玉米饼的黏性，使其口感黏糯。

豆渣蔬菜饼

原料 面粉300克、青菜50克、豆渣适量、食盐1克、花生油5毫升。

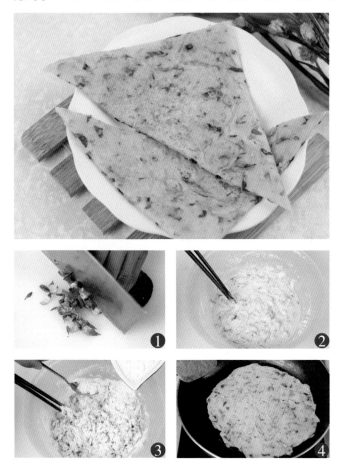

营养点评

众所周知，豆渣含有丰富的营养成分，如蛋白质、膳食纤维、B族维生素和钙等。如果直接吃豆渣，口感很差。但如果用豆渣和面煎饼或蒸馒头、窝头等，则能产生特殊的柔软口感，大幅度提高饱腹感，特别适合糖尿病患者（豆渣中几乎没有可以吸收的糖）。除掺入面食中外，豆渣（或豆浆）也可以用于做米饭，即代替水与大米混合。这都是既增加营养，又好吃，还特别有益于控制血糖的烹调方法。

制作步骤

青菜洗净，切成末。与豆渣、面粉、食盐混合并搅拌均匀。加入清水，和成稍稀的面糊。放入电饼铛（涂数滴油）煎熟即可。

特色评价

电饼铛适合烙制各种饼，特别是用稀面糊烙饼，或者是掺入蔬菜泥、水果泥的面饼，可不加油，加少量油、水可以使饼更好看、松软。

胡萝卜鸡蛋饼

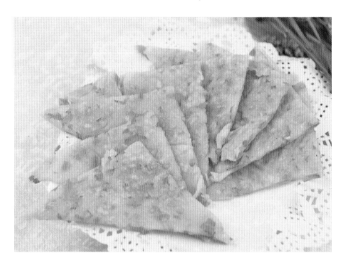

原料

面粉200克、鸡蛋1个、胡萝卜80克、大豆油15克、盐1克、胡椒粉2克。

营养点评

蔬菜饼中加入鸡蛋可以增加饼的韧性，改善口感，也使营养更全面，但糖尿病患者不仅要控制主食的摄入量，还要控制鸡蛋的摄入量。烙饼切块之后，要大致估算每块饼含有面粉和鸡蛋的量，以便控制各类食物进食量（蔬菜除外）。

特色评价

蔬菜与面粉的混合方法很多，切碎后混合（如本例的胡萝卜）、擦丝后混合（如白萝卜）、搅打后混合（如黄瓜）、蒸熟后混合（如南瓜）、榨汁后混合（如菠菜、芹菜等）。

制作步骤

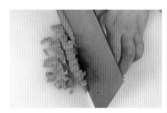

01 胡萝卜洗净切成小粒。

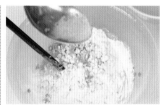

03 搅拌均匀。放入清水，将原料搅拌成糊状。

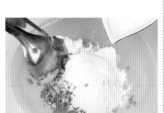

02 胡萝卜粒和面粉放入小盆中，打入鸡蛋，放入盐和胡椒粉。

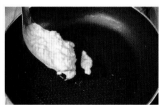

04 不粘锅放入油，烧热后，放入适量的面糊。用平底铲子将面糊慢慢摊平。待定型后，再翻过来，煎熟后切块即可。

油菜包子

原料 面粉300克、小油菜600克、橄榄油15毫升、盐4克、鸡精2克、胡椒粉2克。

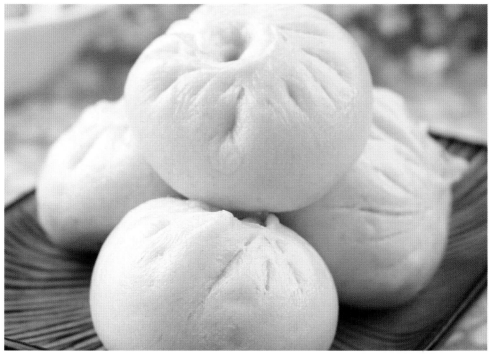

制作步骤

小油菜洗净，放入沸水中焯水。捞出沥净水分，先切成粒，再剁成末。小油菜末放入小盆中，加入盐、鸡精、橄榄油、胡椒粉，搅拌均匀。发面（过程如前，略）后，做成6个大小均匀的圆形面皮（使每个包子相当于主食50克）。取面皮，放入适量的馅料，然后将面皮沿边缘捏成包子形状（约有18个褶）。将捏好的包子放入蒸锅蒸，上气后蒸约12分钟，再关火虚蒸3分钟即可。

特色评价

因为馅料不同，包子可以做出万般花样。清淡、少油、少盐的青菜包子就是其中之一。

营养点评

食用普通的包子后餐后血糖升高幅度较大，所以建议搭配其他菜肴，特别是肉类、鱼虾类、大豆制品等高蛋白食物。以这款油菜包子为例，配方中明显缺乏高蛋白的食材。如果再以全麦面粉代替部分或全部精制面粉，就更适合糖尿病患者了。

菠菜汤面

原料 玉米面条100克、瘦肉50克、菠菜200克、水发木耳20克、葱末10克、姜末10克、酱油5克、鸡精1克、橄榄油10毫升、香油数滴。

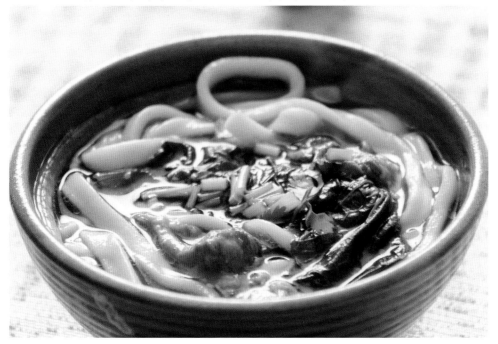

制作步骤

熟肉切大片。菠菜择洗干净，放入沸水中焯水后捞出沥水，切成段。木耳撕成小片。热锅下油，放入葱末、姜末焓香，再放入肉片炒至变白色，加入酱油、鸡精和水烧开。加入木耳片烧开。再加入菠菜略煮，出锅装碗，淋入香油。锅中加水烧开，下入玉米面条煮熟，捞入菠菜汤碗内即成。

特色评价

面条的吃法可谓五花八门，糖尿病患者也完全可以按照自己的口味偏好制作面条，与普通人不同的是，要注意控制面条、高蛋白食材和烹调油的重量。

营养点评

普通面条是一种餐后血糖反应较高的食物，尤其是那种配方简单，仅以面条为主，其他食材很少的面条。为控制餐后血糖，糖尿病患者要尽量选粗粮面条，还要尽量"复杂化"，即在面条中添加大量蔬菜以及适量肉类、蛋类、大豆制品等高蛋白食材。

三色面

原料 手擀面条（以面粉计100克）、胡萝卜60克、水芹80克、韭黄60克、橄榄油15克、盐2克、鸡精2克、胡椒粉2克。

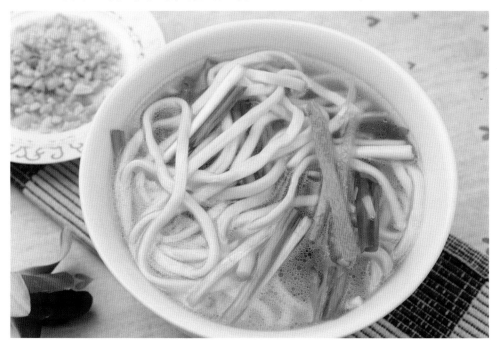

制作步骤

胡萝卜切成丝，水芹、韭黄切成段。将面条放入沸水中，煮熟后捞出放入凉水中待用。锅中放入油，烧热后，放入胡萝卜丝、水芹段、韭黄段，煸炒片刻。加水约600毫升，大火烧开。放入盐、胡椒粉和鸡精并搅拌均匀。放入面条，搅拌均匀，再稍微煮片刻，起锅装碗，淋入橄榄油即可。

特色评价

纯粹的蔬菜面条远远不够均衡，不宜作为糖尿病患者单独的一餐，还应搭配肉类、鱼虾或大豆制品等高蛋白菜肴以及蔬菜。

营养点评

橄榄油是从油橄榄的果实——"齐墩果"的果肉中榨取的，其富含（70%左右）单不饱和脂肪酸（油酸）。单不饱和脂肪酸不仅是我们日常饮食中最容易缺乏的脂肪酸，而且已经被证实对防治心脑血管疾病有益，所以橄榄油是一种营养价值很高的植物油。

翡翠水饺

原料 全麦面粉500克、菠菜400克、饺子馅料400克（其中瘦肉200克、蔬菜200克、橄榄油20毫升）。

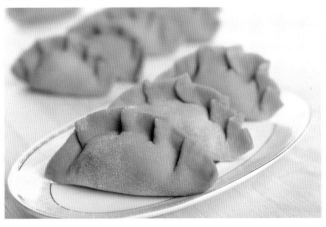

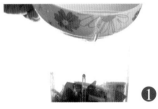

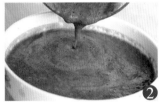

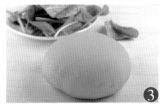

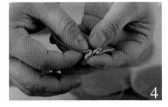

制作步骤

菠菜洗净，放入沸水中焯水后捞出沥干。再切成小段，加入少量清水，用榨汁机（或料理机）打成菠菜汁（泥糊），倒入碗中备用，面粉放入盆中，倒入菠菜汁，拌均匀后，和成面团，然后包成水饺，放入沸水锅煮熟即可。

特色评价

用菠菜汁和面包出绿色的水饺，用胡萝卜汁和面则包出橘红色的水饺，彩色水饺，非常别致。

营养点评

像饺子这样面粉、蔬菜、肉类（或者鱼虾、鸡蛋、大豆制品等）和油脂混合烹制在一起的食物，要想准确控制各类食物的摄入量以符合糖尿病饮食的要求是非常困难的。但日常生活中有时（比如逢年过节或外出）又离不开这样"简易"的一餐，此时正确的做法是相对准确地控制主食类食材的摄入量。本例用500克面粉包饺子，要数一数共包了多少个水饺，比如50个，那么每个水饺就相当于10克主食。

糖尿病患者要根据自己的能量水平决定自己吃几个水饺。以每日能量1800千卡为例（见第二章表2-1），某餐主食推荐量为100克，则可以吃10个水饺。

黄金汤饺

原料 细玉米面400克、饺子粉（高筋面粉）100克、饺子馅料400克左右（其中猪肉200克、韭菜150克及调味料适量）、菠菜20克、紫菜5克、香油数滴。

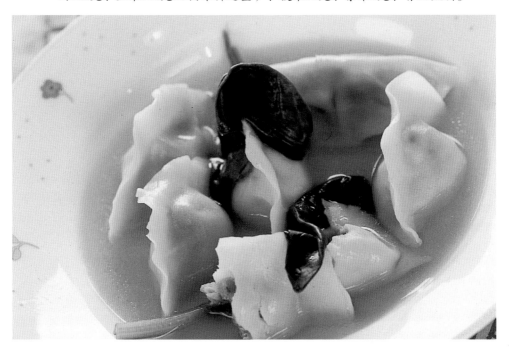

制作步骤

玉米面和面粉用温水和成面团，搓成条，揪成剂子，擀成皮，包入馅料，捏成饺子。锅中加水、鸡精烧开，再放入紫菜，下入饺子煮至略熟，然后放入菠菜叶略煮，盛入汤碗，淋入香油即可。

营养点评

食用饺子是实现食物多样化、荤素搭配的便捷手段之一。饺子皮可采用部分或全粗粮，如荞麦粉、玉米粉等；馅料用牛肉、羊肉、鱼虾等，以增加蛋白质减少脂肪；馅料可用芹菜、青椒、白菜、冬菇等各种蔬菜，荤素搭配；还可采用多种食用油。

特色评价

汤饺的吃法与馄饨类似。

三鲜蒸饺

原料 玉米面300克、面粉150克、黄豆面50克、豆腐250克、韭菜200克、水发海米25克、姜末15克、盐5克、鸡精5克、五香粉2克、橄榄油20毫升、香油数滴。

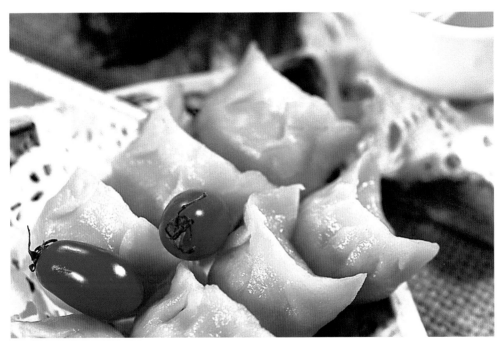

制作步骤

将玉米面用沸水烫透，晾凉，加入面粉、黄豆面及少许清水和成面团，揉匀、略饧。豆腐切成薄片，沸水焯透，晾凉，切细丁。韭菜、水发海米切成碎末。热油下豆腐丁煎至金黄色，出锅加海米末及调味料搅匀，再加入韭菜末拌匀成馅料。面团揪成大小均匀的剂子，按扁擀成圆薄皮，放上馅料，对折捏成月牙形饺子生坯，摆入蒸锅内，用旺火蒸15分钟至熟，取出装盘即成。

特色评价

以杂粮面为主的饺子皮往往筋度不够，水煮（水饺）的话很容易碎裂，可以上屉蒸熟，即蒸饺。

营养点评

饺子包好后，应计算每个饺子相当多少主食和黄豆面。如本例饺子是50个，则平均每个饺子含有主食9克、黄豆面1克、豆腐5克。糖尿病患者（以每日所需能量1800千卡为例）每餐的主食推荐量为100克，则可以吃11个蒸饺（即食用了黄豆11克、豆腐55克，相加后相当于大豆总量）。

全麦面包

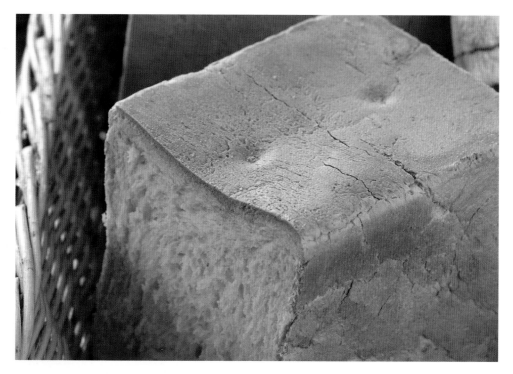

营养点评

一般面包是用精白面粉做的，膳食纤维含量极低，故质地柔软细腻，易于消化，但营养价值较低，血糖生成指数（GI）较高，为87.9，比大米饭还高。而全麦面包是用没有去掉外面麸皮和麦胚的全麦面粉制作的，含较多膳食纤维，故质地比较粗糙，营养价值较高，血糖生成指数（GI）较低，为69.0，更适合糖尿病患者。

超市购买的全麦面包往往并不是用100%全麦粉制作的，而是用一部分全麦粉与白面粉混合发酵烘焙而成，其颜色微褐，肉眼能看到很多麦麸小粒，质地亦较粗糙。消费者购买的时候，首先要看面包配料表是否有全麦粉以及全麦粉的排序，全麦粉在配料表中的排序越靠后，则其含量越少。

特色评价

需要提醒的是，白砂糖并不是糖尿病患者的绝对禁忌，面包中添加少量的糖，糖尿病患者仍可食用。当然，如果用其他甜味剂代替白砂糖，也是可以的。

第五章

蔬菜类菜肴

宜吃含糖量低的蔬菜

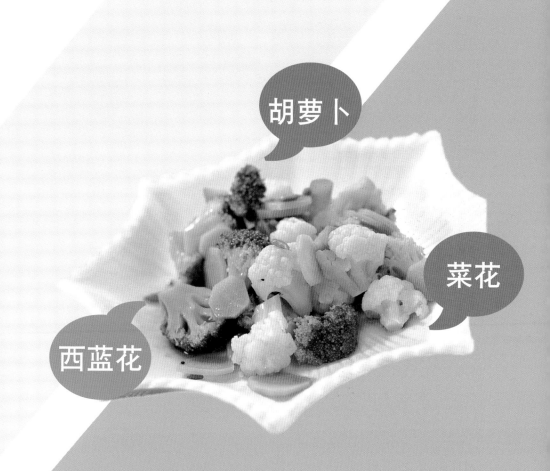

胡萝卜

菜花

西蓝花

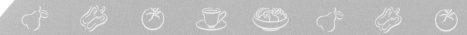

一、绿叶菜

白灼菜心

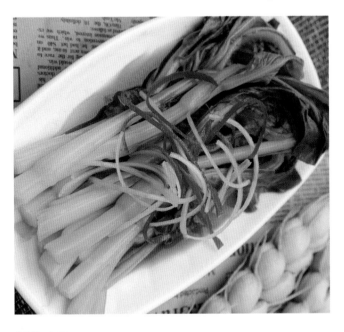

原料

菜心200克、红椒20克、大葱20克、生抽5毫升、鸡精2克。

营养点评

菜心又称菜薹，是一种十字花科绿叶（嫩茎）蔬菜。品质脆嫩，风味独特，营养丰富，每100克含维生素C 79毫克，β-胡萝卜素960微克，钾236毫克，钙96毫克，在蔬菜中名列前茅。菜心在华南地区十分普遍，可炒、水煮、煲汤、做粥等。现今在北方的超市或菜市场也能买到。

特色评价

菜心本身没有特殊的味道，只须煮熟和略调咸味即可，即用了生抽之后，无须再放盐。还可以用蚝油代替生抽，即蚝油菜心。除菜心外，生菜、西生菜、小油菜、芦笋、莜麦菜等亦适用于这种烹调方法。

制作步骤

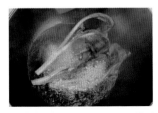

01 菜心焯水至断生，捞出沥水。

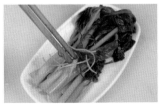

03 将沥水后的菜心放入盘中，码放整齐。放上红椒丝、大葱丝。

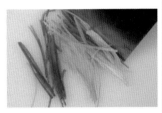

02 红椒和大葱洗净，均切成细丝。

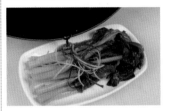

04 锅中放少量水，加入生抽和鸡精烧开，浇在菜心上即可。

菜心百合

原料 菜心150克、柿子椒50克、鲜百合50克、大蒜20克、橄榄油10克、调料适量。

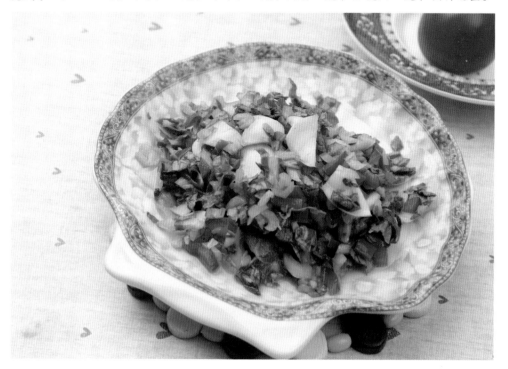

制作步骤

菜心洗净，无须焯水，直接切成末。柿子椒洗净，去除籽，切成丁。大蒜洗净切成片。热锅下油，放入蒜片，煸炒出味。放入菜心末、鲜百合、红椒丁，翻炒均匀。加入盐和鸡精，翻炒均匀，起锅装盘即成。

特色评价

用蒜末炒是食用绿叶菜"通行"的烹调方法之一，生菜、油菜、茼蒿、菜心、菠菜、苋菜等均可采用此法。蒜末（或蒜片）先下锅爆香，再放入绿叶菜。菜心既无特殊味道，也不含草酸等需要去除的物质，所以无须焯水，直接炒制即可。剁碎之后更易入味，并与百合搭配形状和颜色。

营养点评

鲜百合是钾含量最高的食物之一，含量为510毫克/100克（百合干品钾含量有所降低，为344毫克/100克，但仍然属于较高之列）。百合也是一种药食兼用的植物。不过，百合含有较多的碳水化合物，鲜百合为38.8%（百合干品为79.5%），因此在糖尿病食谱中只宜作为配菜少量应用。

彩色鸡毛菜

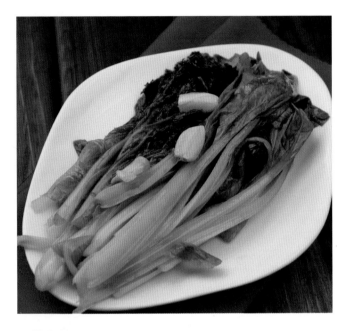

原料

紫生菜120克、鸡毛菜（小油菜苗）150克、大蒜20克、橄榄油10克、生抽5毫升、鸡精2克。

营养点评

鸡毛菜是"上海青"（一种个头较小的油菜，很多地方也叫它"小白菜"或"青菜"）的幼苗，很嫩，营养价值较高，是绿叶蔬菜的典型代表。在北方，大多在春季上市，常与白菜幼苗、萝卜幼苗伴随出售，可以生吃、炒或做汤等。

特色评价

蒜末炒绿叶菜也可以先放绿叶菜，然后放蒜末。不论哪种炒法，温度都是炒好绿叶菜的关键。绿叶菜大多很容易熟，故油温都不必太高，以免维生素受热破坏。但油温也不能太低，否则炒的时间较长，水分流失，变成了煮，不但口感不脆嫩，而且维生素随汤汁流失。

制作步骤

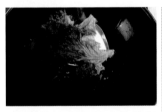

01 将紫生菜和鸡毛菜分别放入沸水中焯水。

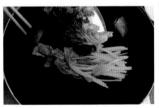

02 捞出沥水。热锅下油，放入鸡毛菜、紫生菜，翻炒均匀。

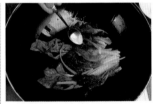

03 放入生抽、蒜末和鸡精，翻炒均匀。

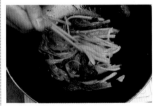

04 起锅装盘即可。

醋熘生菜

原料 生菜250克、大蒜20克、橄榄油8克、盐1克、鸡精2克、老陈醋5毫升。

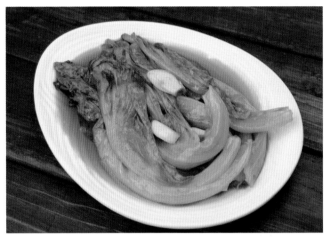

营养点评

生菜是叶用莴苣的俗称，市面上有多个品种，有叶子散开的，也有叶子卷曲的，叶子颜色有绿色、青色、紫色、红色和白色等。生菜质地鲜嫩，营养价值高，堪称绿叶蔬菜的代表。β-胡萝卜素含量高达1790微克/100克，维生素C 13毫克/100克。

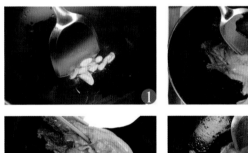

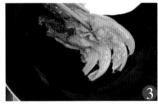
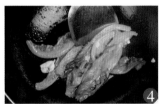

制作步骤

热锅下油，放入蒜片，煸炒出蒜香味。放入洗净的生菜，翻炒均匀，放入盐、鸡精和老陈醋，翻炒至生菜断生即可。

特色评价

烹调中用醋不但能保护维生素C免于破坏，还有利于钙、铁等矿物质消化吸收。醋还降低餐后血糖反应，对控制餐后血糖格外有益。

蚝油生菜

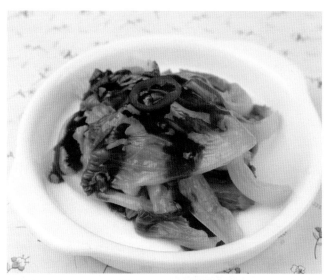

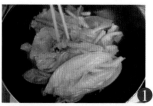
①

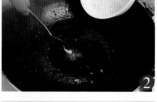
②

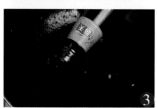
③

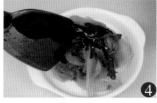
④

原料

生菜300克、蒜蓉20克、橄榄油5克、生抽3毫升、蚝油5毫升、鸡精1克、淀粉少许。

制作步骤

将生菜放入沸水中焯水，捞出沥水，码入盘中。热锅下油，加入生抽、蒜蓉、蚝油、鸡精和少量的水。中火烧开，搅拌均匀，放入少许淀粉液勾芡。将芡汁浇在生菜上即可。

特色评价

为了做到低盐饮食，加了生抽、蚝油和鸡精之后，就不要再加盐，因为生抽、蚝油和鸡精等都含有盐，且有咸味。蚝油菜心、蚝油生菜等都可以不用油，本例用了一点儿橄榄油，也是可以的。

营养点评

蚝油是用蚝（牡蛎）熬制而成的调味料，在超市里多与酱油等调味品一起摆放，多有咸味，适合拌面、拌菜、煮肉、炖鱼、做汤等。蚝油有一定的稠度，呈稀糊状但无渣粒杂质。色红褐色至棕褐色，鲜艳有光泽，具特有的香和酯香气，味道鲜美醇厚而稍甜，无异味。

绿叶菜水煮，淋上蚝油，这是南方的吃法。北方的吃法多是绿叶菜水煮后蘸酱（豆酱、面酱、虾酱、芝麻酱等）。清清淡淡，特别适合与荤菜搭配食用。烹制绿叶菜的营养要点就是要缩短加热时间，减少营养素流失，清淡少油。

蚝油油菜

原料 小油菜200克、大蒜20克、橄榄油6克、蚝油8毫升、鸡精1克。

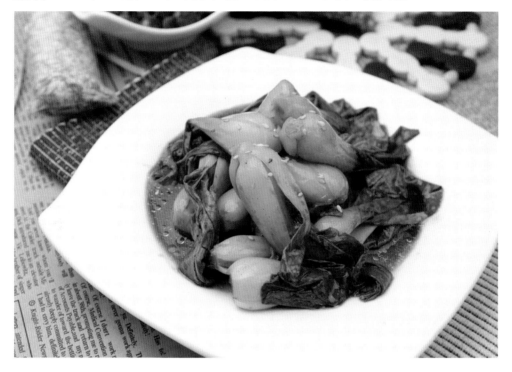

制作步骤

将小油菜洗净，切去根部，放入沸水中焯水，捞出沥干。热锅下油，放入蒜片，煸炒出蒜香。放入小油菜，加入蚝油和鸡精，翻炒至小油菜炒断生即可出锅。

特色评价

小油菜本身几乎无味，用蒜爆香后，蒜香浓郁。再以蚝油、鸡精提味。小油菜个头不大，烹调时都不用改刀，完整烹调以减少营养素损失。

营养点评

小油菜又叫上海油菜或上海青、青菜、小白菜、小棠菜（港澳地区），因叶少茎多，菜茎白白的像葫芦瓢，因此也有叫瓢儿白或瓢菜、瓶菜的。小油菜是十字花科的一种绿叶菜，每100克含维生素C 10毫克、钙153毫克、钾245毫克，堪称蔬菜中的佼佼者。

香菇蒸油菜

原料 油菜300克、香菇100克、蒜蓉酱10克（或其他酱汁适量）。

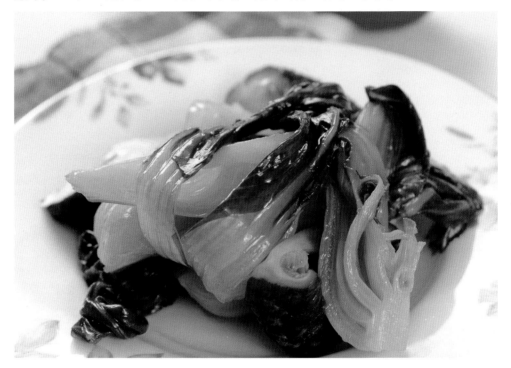

制作步骤

水煮开，油菜、香菇清洗后上屉蒸三四分钟，待油菜蒸软出锅，拌以各种酱汁和少量植物油。

特色评价

油菜可以炒，煲汤，还可以蒸。

营养点评

作为绿叶蔬菜的代表食材，油菜营养价值之高超乎想象。不但维生素C含量超过普通水果，还提供较多β-胡萝卜素、维生素B₂、钾、钙、镁、膳食纤维等。油菜中钙含量高达108毫克/100克，大致与牛奶相当；叶酸含量为46.2微克/100克；β-胡萝卜素为620微克/100克。

芥末苦菊

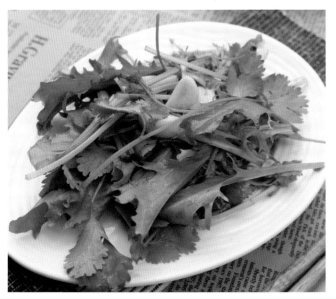

原料

苦菊200克、香菜25克、大蒜片20克、芥末少量、食盐1克、鸡精2克、老陈醋5毫升、亚麻油5毫升。

制作步骤

苦菊去根部,洗净后沥水。香菜切成3厘米长的香菜段。将苦菊、香菜段、蒜片、芥末、鸡精、食盐、陈醋、亚麻油依次放入器皿中,用筷子搅拌均匀,装入盘中即可。

特色评价

凉拌绿叶菜也是吃新鲜绿叶菜的主要方法之一。苦菊略带苦味,适合较为浓重的调味,芥末、豆酱、醋、大蒜、香菜等俱可应用。苦菊一般不适合加热食用,否则口感往往较差。

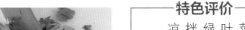

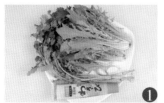

❶

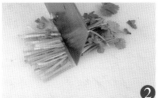

❷

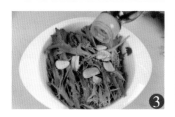

❸

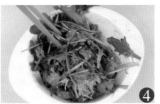

❹

营养点评

生拌是吃蔬菜的重要方法,在西餐中尤其普遍。不仅绿叶蔬菜,黄瓜、白萝卜、青椒、洋葱、胡萝卜、甘蓝、西红柿等均可生拌食用。既可减少加热造成的营养流失,又减少油脂摄入。若担心脂溶性维生素不易吸收,生拌时可加入少量植物油。此时特别推荐亚麻油、橄榄油、核桃油、芝麻油(香油或麻油)等高品质的食用油。

韭菜炒绿豆芽

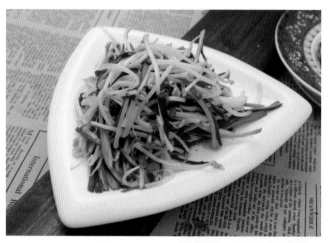

原料

韭菜150克、绿豆芽150克、大蒜25克、橄榄油5毫升、盐1克、鸡精2克。

制作步骤

热油锅放蒜片煸炒出香味。放绿豆芽、韭菜，炒匀。加入盐、鸡精，炒至韭菜、绿豆芽断生即可。

特色评价

绿豆芽和韭菜的搭配是非常经典的，有时还可以加入肉丝、鸡蛋、虾仁或豆腐皮等。再加入粉丝也是常见的吃法，但不适合糖尿病患者。粉丝以淀粉为主要成分，含能量很高，不能作为蔬菜随意食用。

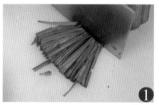
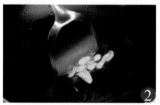
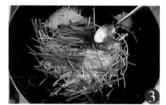
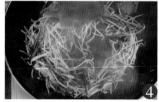

营养点评

绿豆芽的营养价值较高，尤其是维生素C的含量丰富，为6毫克/100克。不过，去市场上买豆芽时要注意，那种卖相极好，个头均匀（每一根都有20多厘米长），没有根须，颜色鲜嫩，干净漂亮的豆芽往往并不安全。有报道说，不法商贩先用"无根剂"和"亮白速长防腐剂"泡，再用消毒液冲洗，最后再漂白……

自家发制豆芽既安心，又简单。每次将100克绿豆或黄豆用温水浸泡12小时；在平底、广口容器（小盆、塑料饭盒等）底铺上6层干净毛巾，以凉水湿润。将泡好的绿豆或黄豆均匀铺在毛巾上，再盖上2层毛巾，洒上凉水，避光、室温放置。每天早晚用清水冲洗一次，去除脱落的豆皮，重新放回容器，并保持容器内微湿、温暖。水不要太多，否则易生根。一般需要一周左右即可食用。

凉拌豌豆苗

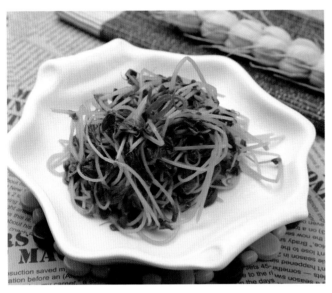

原料

豌豆苗300克、红椒1小块、盐1克、鸡精1克、红油2滴、花椒油2滴、麻油4滴。

制作步骤

红椒切成片，刮去肉，切成细丝，放入水中浸泡，待用（最后用于装饰）。将豌豆苗放入沸水中，断生后（一定不要过火），捞出沥干。豌豆苗沥水后，放入合适的器皿中，加入盐、鸡精、红油、花椒油，用筷子拌匀。拌匀后，装入盘子中，淋入麻油（或亚麻油）即可。

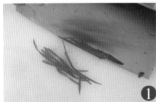

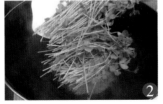

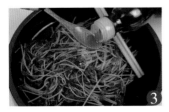

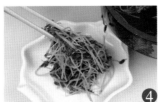

特色评价

豌豆苗清淡无味，加入麻油、红油和花椒油走的是"浓油重味"的路线。

营养点评

豌豆苗是指豌豆初生状态的芽，具有很高的营养价值，其中β—胡萝卜素含量高达2667微克/100克，维生素C 67毫克/100克，钾222毫克/100克，铁4.2毫克/100克，堪称常见蔬菜之最！市面上的豌豆苗大多是无土栽培所得，营养素含量也许不及大地种植的豌豆幼苗，但仍不失为一种高营养的蔬菜。

市面上还有一种称为"豌豆尖"的高营养蔬菜，两者名称经常混用。豌豆尖实际是豌豆枝蔓的尖端而得名，是有土栽培，既可采摘豆尖也可收获豆荚。豌豆苗和豌豆尖都可以凉拌，炒食，蒸食，涮锅，还可用于调味、配色。

清炒莜麦菜

原料　莜麦菜250克、大蒜20克、橄榄油8毫升、盐1克、鸡精2克。

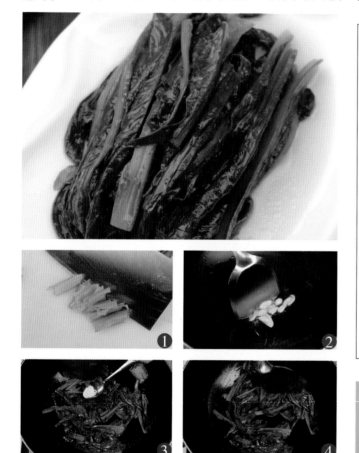

营养点评

莜麦菜是一种叶用莴笋，有的地方又叫苦菜、牛俐生菜等。因水含量极高，约占96%，故口感脆嫩，易于消化。这也使其他营养素的相对含量并不高，如维生素C为20毫克/100克、β-胡萝卜素为360微克/100克、钾为100毫克/100克，但它仍然是一种营养价值较高的绿叶蔬菜，适合糖尿病患者。可以生吃，或焯水后拌酱、蚝油、生抽等。

特色评价

只放油盐，不加其他调味料（甚至连大蒜、鸡精也可以不放），这种清炒的方式也是烹制绿叶蔬菜的常用方法。

制作步骤

莜麦菜洗净，放入沸水中快速焯水后捞出沥干，切成3厘米长的段。热锅下油，放入蒜片，煸炒出蒜香味。放入莜麦菜，翻炒均匀。加入盐和鸡精，翻炒至莜麦菜断生。起锅装盘，码放整齐。

酸辣茼蒿

原料 茼蒿250克、姜50克、大蒜20克、红椒丝10克、红油3毫升、麻油3毫升、白醋3毫升、鸡精1克、盐1克。

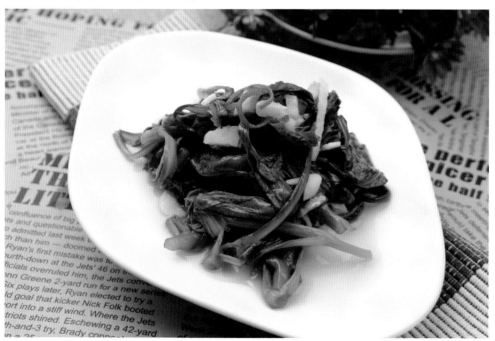

制作步骤

茼蒿洗净，切去根部，放入沸水锅中焯水断生，捞出沥水，放入器皿中。放入蒜蓉、姜丝、盐、鸡精、红油、白醋，搅拌均匀。装入盘中，码放整齐，淋上麻油，放上红椒丝点缀。

特色评价

茼蒿有一种特殊的气味，适合进行浓重调味，姜、蒜、醋、鸡精、红油、麻油等悉数上阵，调出酸辣味道。

营养点评

茼蒿是一种绿叶与嫩茎兼食的高营养蔬菜，维生素及其他微量元素含量远超其他常见蔬菜，这使它具有一些咸味，烹调的时候要少放盐（氯化钠），避免摄入太多的钠，对血压不利。

二、瓜类

酸辣瓜条

原料 黄瓜300克、红尖椒100克、大蒜20克、盐1克、鸡精2克、红油4毫升、白醋5毫升、麻油2毫升。

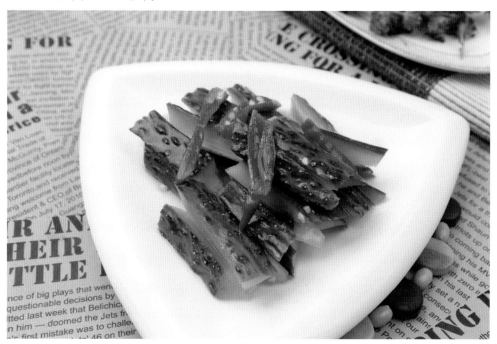

制作步骤

黄瓜洗净，对半切成四半。去除内瓤后，再切成抹刀块。将黄瓜块、蒜片、红椒丝放入器皿中，再放入盐、鸡精、红油、麻油、白醋，搅拌均匀。装入盘中，码放整齐即可。

特色评价

黄瓜特别适合凉拌，既可以拌得很清淡，只放食盐（和鸡精），也可以拌得很厚味，放入生抽、白醋、红油、麻油等。如果在夏天，可以将黄瓜条拌好后，放入冰箱冷藏1小时，酸辣脆嫩，口感更好。

营养点评

黄瓜是最普通的蔬菜之一，口感清淡、爽脆，特别适合生吃，炒熟后味道也不错。黄瓜含水量很高，为97%，但营养素相对含量并不低，每100克黄瓜含维生素C 9毫克、β-胡萝卜素90微克、钾102毫克、钙24毫克，营养价值在蔬菜中是中等水平。

干煸苦瓜

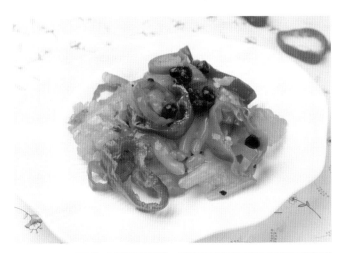

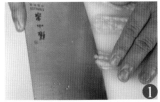
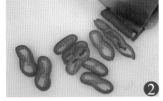
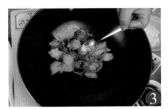
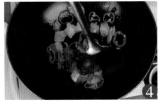

原料

苦瓜1根（约250克）、红椒1个（约50克）、青椒1个（约50克）、豆豉20克、玉米油8克、盐1克、鸡精2克。

制作步骤

苦瓜洗净，去内瓤，切成抹刀片，红椒、青椒洗净，切去根蒂，然后切成辣椒圈。先将苦瓜放入沸水中稍煮，然后把红椒、青椒圈也放入沸水中，焯至断生后，捞出沥水。热锅下油，放入豆豉，煸炒出香味。放入苦瓜、辣椒圈，翻炒。加入盐和鸡精，翻炒均匀即可。

特色评价

苦瓜有较重的苦味，所以烹调前先焯水后可减轻一些苦味。

营养点评

豆豉是一种在长江以南一些地区广为使用的调味品。它是以黑大豆或黄豆为主要原料，利用毛霉、曲霉等发酵作用加工而成的。豆豉为传统发酵豆制品，营养丰富，颗粒完整，乌黑发亮，松软即化，不但作为调料，也可直接蘸食，古人还曾经把豆豉入药。

苦瓜营养价值较高，维生素C含量高达56毫克/100克，钾256毫克/100克。它的苦味来自一类被称为苦瓜甙的复杂化合物。这些化合物在动物实验中表现出一定的药理作用，如降低血糖、刺激免疫细胞等，但在人体中未证实有同样作用。总体而言，苦瓜是一种营养价值较好的蔬菜，糖尿病患者可以食用，但说它能降血糖，就偏离了事实。

花生酱拌黄瓜

原料　黄瓜300克、芝麻酱20克（花生酱亦可）、生抽10毫升、老陈醋5毫升。

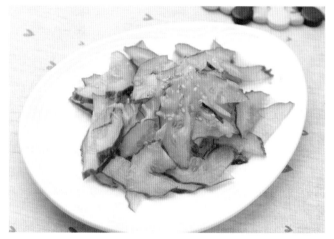

营养点评

　　芝麻酱和花生酱都是高脂肪食品，脂肪含量高达50%，因此糖尿病患者只能少量食用，每天不要超过20克，且要代替烹调油（每2克花生酱或芝麻酱相当于1克烹调油）。两者相比，芝麻酱含更多的膳食纤维、钙、铁、锌、钾和维生素，含更少的钠和饱和脂肪，因而营养价值更胜一筹。芝麻酱中钙含量尤其高，20克（1大勺）含钙约200毫克，堪称补钙食品。

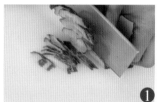

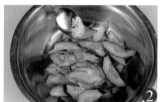

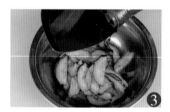

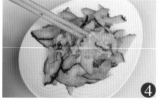

制作步骤

黄瓜切成薄片，加入生抽、老陈醋，用筷子搅拌均匀，腌制10分钟。将腌制好的黄瓜倒入小盘中，放入花生酱即可。

特色评价

　　黄瓜味道清爽，也很适合蘸酱食用，如芝麻酱或花生酱、大豆酱、蒜蓉酱、辣椒酱等。本次是黄瓜蘸芝麻酱的升级版。

黄瓜汤

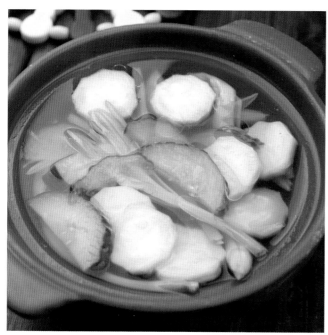

原料

黄瓜100克、丝瓜80克、干黄花菜30克、鸡精3克、胡椒粉2克、麻油数滴、盐1克。

制作步骤

干黄花菜放入温水中，泡至柔软，用清水洗净，切长段待用。丝瓜去皮，切成0.5厘米厚的丝瓜圈。黄瓜切成半圆形的薄片。锅中放入清水，烧开后加入鸡精、黄花菜，煮约5分钟。然后放入丝瓜圈、黄瓜片，再煮约2分钟。放入食盐、胡椒粉，搅拌均匀。出锅前淋入麻油即可。

特色评价

做蔬菜汤时加入黄瓜，能增加清香味，但不能煮过头，否则清香味就散发掉了。

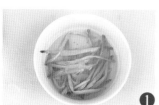

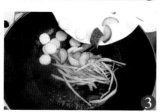

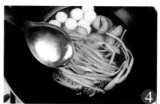

营养点评

做蔬菜汤的最简单方法是先把水烧开，然后投入各种原料和调味料。不容易熟的原料，如黄花菜、香菇、萝卜、冬瓜等要先下锅煮，容易熟的原料，如黄瓜、绿叶菜等稍晚下锅。调味料则各有所爱，鸡精、姜粉、花椒粉、胡椒粉等都是常用的，还可以在超市购买专门用于做汤的复合调味料。

荷兰豆炒丝瓜

原料 荷兰豆100克、丝瓜150克、水发木耳50克、大蒜20克、姜片20克、橄榄油10毫升、盐1克、鸡精2克。

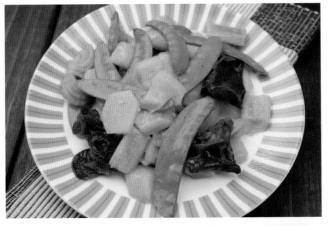

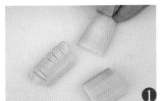
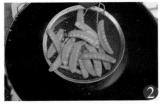
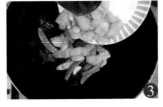
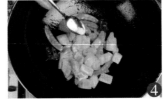

制作步骤

丝瓜洗净，削去外皮，先对半切开，再切成夹刀片，然后放入沸水中焯水，捞出沥干。荷兰豆洗净，择去老筋，也放入沸水中焯水，捞出沥干。热锅下油，放入蒜瓣、姜片煸炒爆香。放入木耳、荷兰豆、丝瓜，加入盐和鸡精，翻炒至荷兰豆断生，起锅即可。

营养点评

丝瓜是常见的瓜类蔬菜之一，适合做汤、炒、炖煮等多种烹调方式。但丝瓜的整体营养价值不高，每100克丝瓜含维生素C 5毫克、β-胡萝卜素90微克、钾115毫克、钙14毫克，在蔬菜中处于下等水平。

荷兰豆是常见的鲜豆类蔬菜之一，多与肉类、火腿、腊肠等搭配炒菜。荷兰豆的营养价值较高，维生素C含量为16毫克/100克，胡萝卜素含量为480微克/100克。

特色评价

不同特质的蔬菜，即瓜类（丝瓜）、鲜豆类（荷兰豆）和菌类（木耳）组合在一起，往往能带来更复杂的口感变化。还可以增加洋葱、胡萝卜、甘蓝等，做成炒杂菜，是增加蔬菜摄入种类的好办法。

西葫芦炒木耳

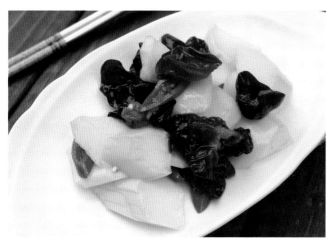

原料

西葫芦250克、（水发）木耳数朵、红尖椒1个、橄榄油10毫升、鸡精2克、生抽5毫升。

制作步骤

木耳洗净，放入温水中，泡透，再放入沸水中，焯水后，捞出沥干。红尖椒洗净，切去根蒂，再切成菱形段。西葫芦洗净，削去外皮，两次顺长对半切开，切成抹刀片，热锅下油，放入西葫芦片、红椒段、木耳，翻炒。加入鸡精、生抽，继续翻炒至熟，起锅装盘即可。

特色评价

黑白相配，反差很大，再点缀红色，菜色变得生动。生抽不要放得太多，否则降低"色差"。此外，用了生抽和鸡精之后，无须再放食盐，以控制钠摄入。

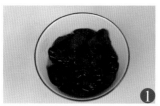
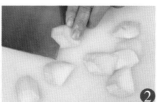
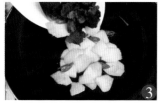
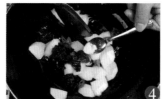

营养点评

西葫芦也叫荚瓜，有时也写成"角瓜"，是最常见的瓜类蔬菜，以小而嫩者口感最佳。荚瓜中维生素和矿物质相对含量明显偏低，是营养价值较低的蔬菜之一。

木耳是最常见的食用菌之一，口感清淡、爽脆。可以炒、煮、凉拌等。木耳营养价值很高。含有丰富的B族维生素、铁和膳食纤维，还含有木耳多糖。研究表明，木耳多糖能减少血脂、降低血液黏稠度和抗血小板凝集，对预防心脑血管疾病有益。

三、花类

蚝油西蓝花

原料 西蓝花300克、大蒜20克、橄榄油6克、蚝油8毫升、鸡精2克、淀粉少许。

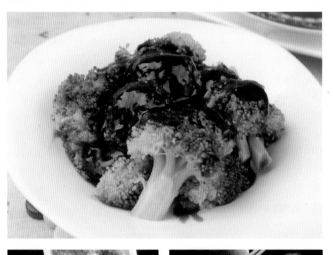

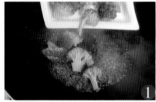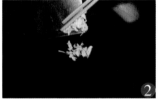

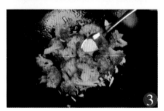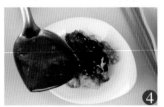

营养点评

　　焯水是烹制蔬菜时常用的方法，虽然在焯水过程中流失一些水溶性营养素，如维生素C等，但能缩短炒制加热时间，减少温度对营养素的破坏，所以整体而言焯水并不增加营养素损失。另一方面，焯水有助于去除蔬菜中可能存在的有害物质，如农药残留或菠菜、苋菜、竹笋等含有的草酸，草酸干扰钙、铁等矿物质吸收。焯水还可达到快速断生的效果，使不同质地的蔬菜同步炒熟。

特色评价

　　西蓝花口味清淡、爽脆，适合清炒、蒜蓉炒、蚝油拌、肉片炒、白灼、煲汤等各种吃法。

制作步骤

西蓝花洗净改刀成小朵，放入沸水中焯水。热锅下油，放入蒜蓉，煸炒出香味。放入西蓝花翻炒至熟，放入盘中。锅中加入适量的水、蚝油、鸡精，烧开后用淀粉勾芡。将芡汁浇在西蓝花上即可。

海米炝西蓝花

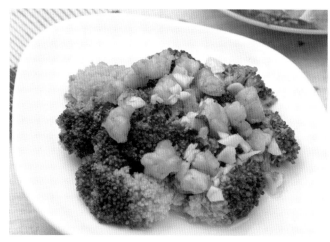

原料

西蓝花250克、海米50克、大蒜20克、花生油8克、生抽5毫升、鸡精1克。

制作步骤

西蓝花掰成小朵，放入沸水中，焯水后，捞出沥水。热锅下油，放入大蒜片和海米煸炒出香味。放入西蓝花，加入生抽和鸡精，翻炒均匀。将原料炒熟起锅即可。

特色评价

西蓝花的翠绿和虾的橘红十分相配，还可以加入木耳，配以黑色，且营养更全面。因为生抽、海米、鸡精都含有盐，所以不要再加盐。

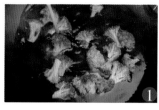

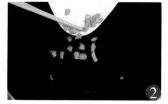

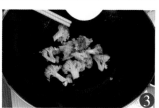

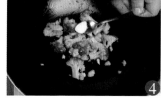

营养点评

西蓝花学名绿菜花，是营养价值最高的蔬菜种类之一，绝不输于绿叶蔬菜，实际上，西蓝花也算是绿叶蔬菜（花是变态的叶子）。西蓝花β-胡萝卜素含量高达7210微克/100克，堪称蔬菜之最，比胡萝卜还高75%；维生素C含量为51毫克/100克，亦是蔬菜中的佼佼者；钙含量为67毫克/100克。美中不足是钾含量偏低，仅为17毫克/100克。

西蓝花还富含大量植物化学物质，如胡萝卜素、叶黄素、玉米黄素、类黄酮、硫氰酸酯类等。其中叶黄素是构成人眼视网膜黄斑区域的主要色素，可吸收大量蓝光，有助于预防糖尿病眼病，如黄斑变性等。除此之外，这些成分具有消灭自由基、抗氧化、抗衰老、降低血脂、抗癌等多种作用。

清炒花菜

原料 花菜300克、大蒜20克、橄榄油10毫升、生抽8毫升、鸡精1克。

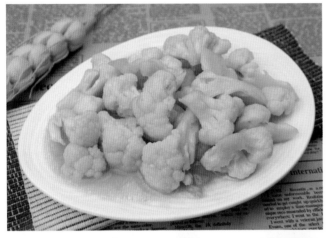

营养点评

一般地，蔬菜颜色越深则营养价值越高。但菜花例外，虽然颜色很浅，但营养很丰富。维生素C含量高达61毫克/100克，钾200毫克/100克，都不输于绿叶蔬菜。

特色评价

简单快捷的家庭式菜肴。花菜白而无味，加大蒜、生抽和鸡精（无须再放盐）后仍比较清淡。此菜还可以加入西红柿，即番茄菜花，使颜色和味道更为丰富。

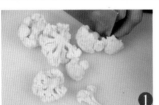
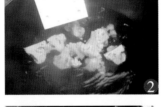
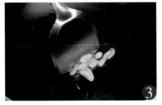
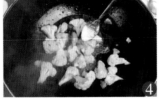

制作步骤

花菜洗净，顺根茎处，改刀成小朵。放入沸水中，焯水后，捞出沥干。大蒜切成蒜片。热锅下油，放入蒜片，煸炒出蒜香味。放入花菜，加入生抽，翻炒均匀（可加入少量水以防粘锅）。加入鸡精，翻炒约2分钟，起锅装盘即可。

双花拌萝卜

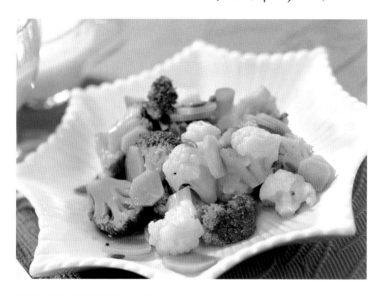

原　料

西蓝花半个、菜花半个、胡萝卜半个、瓜子仁2克、黑芝麻2克、盐1克、鸡精1克、辣椒油4毫升、橄榄油4毫升。

制作步骤

菜花、西蓝花洗净，切小朵。胡萝卜切圆片。锅中加水烧开，放入菜花、西蓝花、胡萝卜片煮熟，捞出冲凉沥干。将胡萝卜片、菜花和西蓝花加入调料拌匀，撒上瓜子仁、芝麻拌匀即可。

特色评价

只要加热（焯水）得当，西蓝花、菜花和胡萝卜的口感都是脆的，特别适合凉拌。既可以拌得清淡，又可以拌得味道十足。

营养点评

胡萝卜堪称万能配餐，不但能使菜肴颜色更丰富，而且增加营养。胡萝卜中β-胡萝卜素含量高达4010微克/100克，维生素C和钾的含量分别为16毫克/100克和193毫克/100克，是营养最丰富的蔬菜之一。

β-胡萝卜素是脂溶性的维生素，与脂肪同时摄入时，吸收得更好。不过，这并不意味着一定要用油炒才行，加入坚果（富含油脂），或者与其他富含油脂的食物（如鸡蛋、炒菜等）一起摄入，都能够很好地吸收。"胡萝卜必须炒着吃，否则白吃"是不折不扣的教条。

四、鲜豆类

蒜泥扁豆

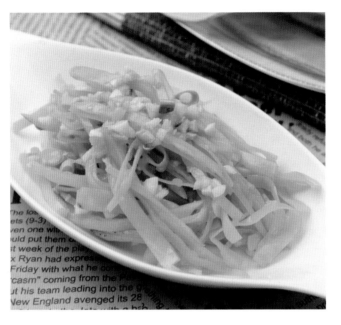

原料

新鲜扁豆150克、大蒜20克、鸡精1克、盐1克、红油2毫升、花椒油2毫升、麻油2毫升、白醋2毫升。

营养点评

扁豆是常见的鲜豆类蔬菜之一，营养价值较高，维生素C含量为13毫克/100克，β-胡萝卜素150微克/100克，钾为178毫克/100克。像其他豆科植物一样，生扁豆含有红细胞凝集素等有毒物质，吃生扁豆可引起食物中毒。所以扁豆必须彻底煮熟方可食用。

特色评价

扁豆一般要调以重味才好吃，大蒜、醋、红油、花椒油、芝麻油构成了复杂而浓重的味道。

制作步骤

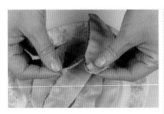

01 扁豆洗净，择去老筋，放入沸水中焯至断生，捞出沥干。

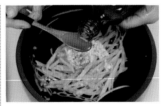

03 把扁豆丝、蒜蓉、鸡精、盐、花椒油、红油、白醋等放器皿中拌均匀。

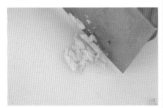

02 扁豆顺长切成丝。大蒜切成蒜蓉。

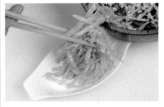

04 装入盘中，码放整齐，淋上麻油即可。

五、食用菌

冬瓜炒香菇

制作步骤

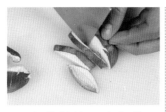

01 红椒洗净，去根蒂、籽，切三角块。鲜香菇洗净，去根蒂，切成薄片。

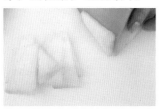

02 冬瓜洗净，削去外皮，切成片。冬瓜片放入沸水中焯水，捞出沥干。

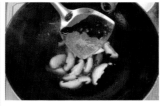

03 锅中放入油，烧热后，放香菇片煸炒后加入少许水、生抽继续翻炒。

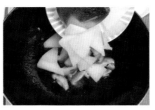

04 放入冬瓜片、红椒块，翻炒均匀。加入鸡精、姜粉，再翻炒约2分钟即可。

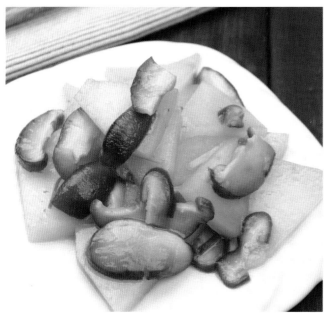

原料

冬瓜250克、鲜香菇50克、红椒20克、玉米油8克、生抽5毫升、鸡精2克、姜粉少许。

营养点评

香菇是最常见的食用菌之一，有鲜品和干品可供选择。干香菇蛋白质含量高达20%，脂肪却很少。而且蛋白质质量较好，含必需氨基酸较多。涨发后和鲜香菇蛋白质含量约为2%，仍是一款营养丰富的食材。不但富含B族维生素，还含有麦角甾醇（维生素D），有助于钙吸收，香菇多糖则具有提高免疫力的作用。

香菇富含嘌呤、核苷酸等鲜味物质，特别适合煲汤、做馅等。炒制、红烧、炖煮、涮火锅、烧烤亦是美味。

特色评价

冬瓜和香菇，一白一黑，一脆一软，非常独特的搭配。

嫩笋炒香菇

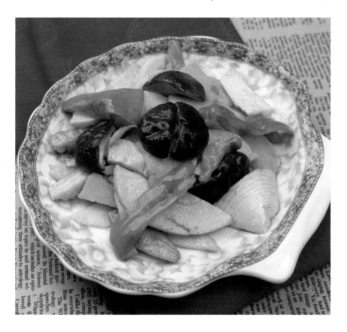

原料

冬笋150克、鲜香菇100克、野山椒（腌菜）30克、青椒30克、橄榄油8毫升、生抽5毫升、鸡精2克、胡椒粉2克。

营养点评

冬笋是立秋前后由毛竹的地下茎侧芽发育而成的笋芽，因尚未出土，笋质幼嫩。冬笋是人们喜欢吃的食材，但营养素含量在蔬菜中位居中下水平。β-胡萝卜素含量为80微克/100克，维生素C含量仅为1毫克/100克，钾和钙的含量亦不高。而且，冬笋含有较多草酸，干扰矿物质吸收，经充分浸泡、焯水后草酸含量才能降低。

特色评价

不喜辣者，不要放入野山椒。

制作步骤

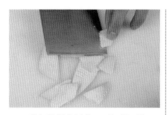

01 鲜香菇洗净，切根蒂，然后切成片。冬笋洗净，削去外皮，切成抹刀片。

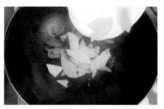

03 热锅下油，放野山椒、青椒块煸炒，再加香菇片、冬笋片翻炒均匀。

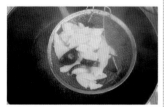

02 鲜香菇、冬笋片放入沸水中焯水后捞出沥干。青椒切块。

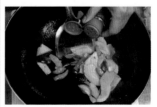

04 放入生抽、鸡精翻炒。加入胡椒粉，搅拌均匀，起锅装盘即可。

炒素菇

制作步骤

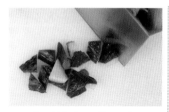

01 黄瓜洗净切滚刀块，胡萝卜洗净切薄块状，草菇洗净，顺长改刀成块。

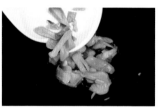

02 将草菇块放入沸水中，复烧开，捞出沥水。

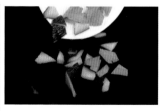

03 锅中放入适量的油，烧热后，放入黄瓜块、胡萝卜块，煸炒片刻。

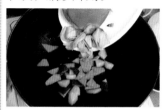

04 放入盐和鸡精，翻炒均匀。加入适量的辣椒油。放入草菇块，淋入少许水，炒熟收汁即可。

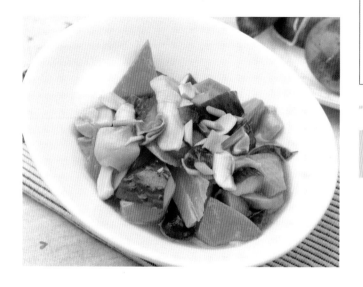

原料

草菇150克、黄瓜100克、胡萝卜100克、橄榄油8克、盐1克、鸡精3克、辣椒油（红油）4毫升。

营养点评

经常有人问"哪种食用菌营养价值最高？""木耳和银耳哪个更有营养？"之类问题。各种食用菌的外观、味道、产地、栽培条件都不尽相同，在营养素含量方面也的确有差异，但重要的是，它们亦有很多相似之处，在营养价值方面甚至可以用"大致相同"来概括。消费者没必要陷入无聊的比较孰高孰低当中，因地制宜地多吃一些食用菌才是硬道理。

特色评价

颜色鲜艳，口感脆滑，味道十足。

清炒鲜茶树菇

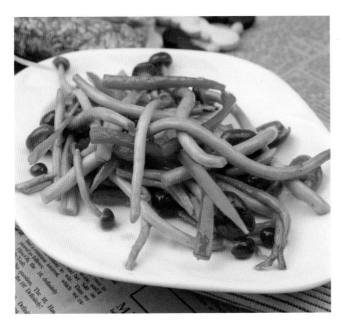

原料

新鲜茶树菇200克、红椒50克、大葱20克、橄榄油10毫升、生抽5毫升、鸡精2克、胡椒粉2克。

营养点评

茶树菇含有很多的膳食纤维，且其钾含量远超其他食用菌和普通蔬菜，故可以作为一种很好的补钾食物。其中碳水化合物的成分比较复杂，淀粉或糖的含量极少（不会对餐后血糖造成明显影响），除一部分（15.4%）是膳食纤维外，还有很多被称为"菌类多糖"的物质，这些物质具有增强免疫力、调节血脂、抗癌、抗血栓等作用。

制作步骤

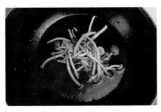

01 茶树菇洗净，切去根蒂，放入沸水中稍煮片刻，捞出沥干。

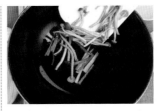

03 热锅下油，放入大葱丝、红椒丝爆香。放入茶树菇翻炒均匀。

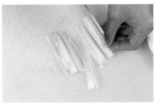

02 将红椒和大葱均切成细丝。

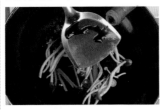

04 放鸡精、胡椒粉和生抽，炒均匀，起锅装盘。

特色评价

茶树菇口感发硬，通常需要多放油才好吃，但这不符合糖尿病患者饮食的烹调原则，要控制烹调油用量，用葱、胡椒粉、鸡精和生抽等加重调味。

娃娃菜菌汤

制作步骤

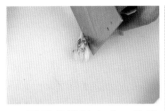

01 干香菇放温水中，泡发后清洗干净，去除根蒂，从中间改刀成两半。

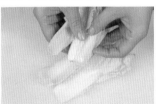

02 平菇顺其纹理撕成长条，放入开水中焯水，去除杂味。娃娃菜掰开，清洗干净。

03 锅中放水烧开，放入青豆、木耳，稍微煮一下。

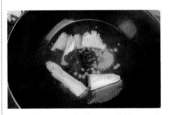

04 放入娃娃菜、平菇、香菇，大火烧开，转中火，煮约5分钟。

05 放入盐、胡椒粉调味，出锅时淋入麻油即可。

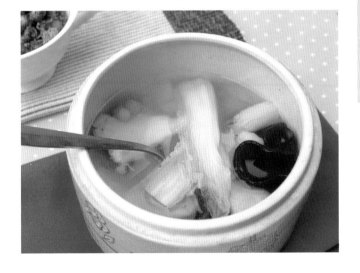

原料

干香菇30克、（鲜）平菇80克、（水发）木耳数朵、娃娃菜150克、青豆数个、盐1克、胡椒粉2克、麻油3毫升。

营养点评

食用菌是最适合做汤的食材之一。大部分食用菌含较多核苷酸、嘌呤等鲜味物质，故而味道鲜美，适合煲汤、炖煮、炒制，甚至用于调味。

特色评价

用各种菌类煲汤，看似容易，但要做到好喝就需要点构思了，需要尝试多次，做出的味道才能鲜美。干香菇、新鲜蘑菇等具有很好的鲜味，故不必再加鸡精、味精等。

六、其 他

二冬汤

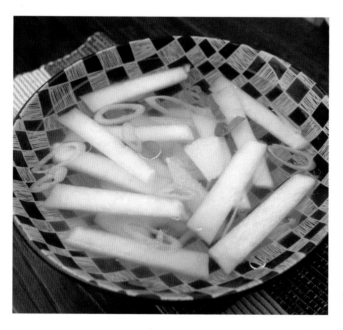

原料

冬瓜150克、冬笋100克、亚麻油5克、葱10克、姜片10克、鸡精3克、胡椒粉2克、盐1克。

营养点评

冬瓜并非产于冬天，取名为冬瓜是因为瓜熟之际，表面上有一层白粉状的东西，就好像是冬天所结的白霜。冬瓜产量大，耐储藏，是夏秋季节很常见的蔬菜品种之一。冬瓜维生素C和钾的含量在常见蔬菜中位居中游，含量分别为18毫克/100克和78毫克/100克。

特色评价

冬瓜和冬笋，名字中都有一个"冬"字，而且味道相合。冬笋如果选用鲜冬笋，应该选鲜嫩的，老的会涩口。

制作步骤

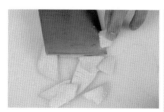

01 冬笋去皮，斜刀切成薄片。

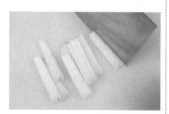

02 冬瓜去皮后切成长约4厘米、宽约1厘米的长条。

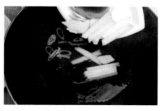

03 锅中放水，大火烧开，放入冬笋片、冬瓜条、葱姜丝。

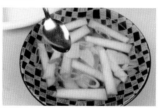

04 中火煮约5分钟，放入鸡精、盐。出锅前放入胡椒粉和亚麻油即可。

香辣三丝

原料 （去皮）莴笋150克、（去皮）茭白100克、红椒50克、红油3毫升、麻油4毫升、白醋5毫升、盐1克、鸡精1克。

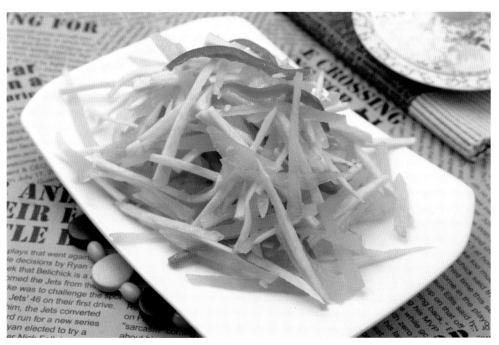

制作步骤

莴笋和茭白洗净，去外皮，切成丝。红椒也切成丝。将茭白丝、莴笋丝、红椒丝放入沸水锅中，焯水断生后捞出沥干，放入器皿中。加入盐、鸡精、白醋、红油、麻油等，拌匀后，装盘即可。

特色评价

清爽有味的凉拌菜肴。

营养点评

莴笋肉质细嫩，生吃、热炒均相宜。莴笋富含钾，但维生素C含量不高。莴笋切丝后再焯水的做法不可取，会使水溶性的维生素、矿物质流失。此外，莴笋叶的营养价值也不错，其β-胡萝卜素含量是莴笋茎的5.9倍，维生素C含量也很高。

拌紫甘蓝

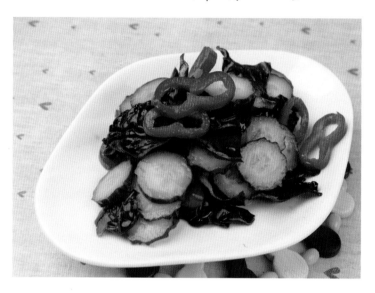

原　料

紫甘蓝半个、黄瓜半个、青椒1个、沙拉汁或蒜蓉辣酱适量、亚麻油5毫升。

制作步骤

把紫甘蓝叶子掰下来（破碎一点没关系），用清水泡十几分钟后切丝，与黄瓜丝或青椒丝混合，用沙拉汁或蒜蓉辣酱拌，并加少许亚麻油。

特色评价

紫甘蓝经炒、炖等加热处理后，往往口感变差，颜色难看。切丝生拌既好吃又健康。用沙拉汁或蒜蓉辣酱比沙拉酱（含脂肪很多）更健康，加入少许亚麻油有助于促进维生素吸收。混入黄瓜丝、青椒丝等可使菜肴颜色更漂亮，口感更丰富。

营养点评

紫甘蓝又称红甘蓝、赤甘蓝，俗称紫包菜，属于十字花科结球甘蓝的一个变种。紫甘蓝营养价值较高，不但富含维生素C（39毫克/100克）、β-胡萝卜素（110微克/100克）、钙（100毫克/100克）等，还含有大量花青素，具有抗氧化作用。

实际上，花青素也正是紫甘蓝紫色的来源。花青素是一类多酚类物质，在不同酸碱条件下呈现不同颜色。在中性条件下是正常的蓝紫色，而偏碱性时会变成蓝色。北方大部分地区水质偏碱性，所以炒紫甘蓝时易变成蓝紫色。在酸性条件下，花青素较为稳定，因此，炒紫甘蓝时加醋有助于阻止变色。

第六章

肉类菜肴

吃肉要适量，适宜炒蔬菜吃

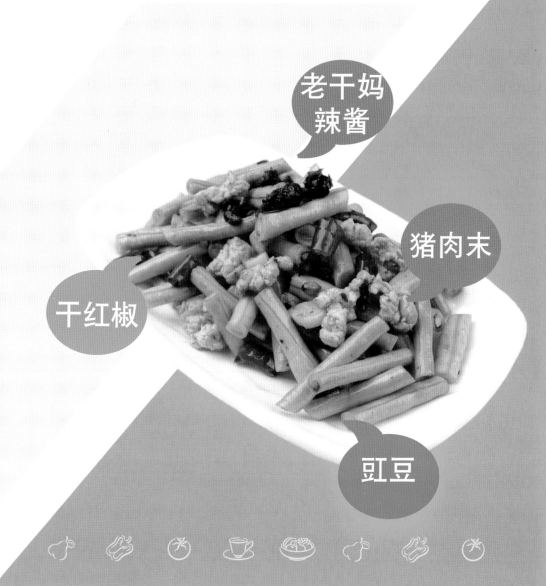

老干妈
辣酱

猪肉末

干红椒

豇豆

一、猪肉类

炝炒包菜

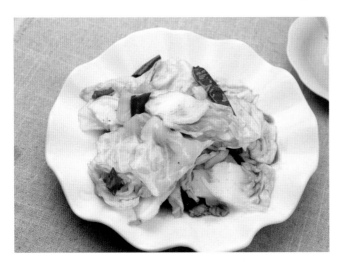

原料

包菜300克、猪瘦肉100克、干红椒30克、大蒜20克、玉米油10毫升、蚝油5毫升、生抽5毫升、鸡精2克。

营养点评

包菜，也叫卷心菜、圆白菜，是甘蓝最常见的一种，学名叫"结球甘蓝"，个头有大有小，各地品种不尽相同。包菜虽不是绿叶菜，但营养价值不低，维生素C含量为40毫克/100克，钾含量为124毫克/100克。包菜大多较嫩，很容易炒熟，有时切丝后仅用适量生抽快炒（炝炒），即成清淡之美味。

特色评价

瘦猪肉切片直接炒时，很容易变硬，切末后再炒则可避免变硬，而且使整个菜肴的肉味更足。

制作步骤

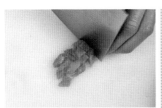

01 猪肉洗净后，剁成肉末。干红椒洗净切成段。大蒜洗净切成片。

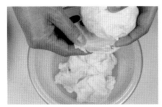

02 包菜用手将叶子一层层剥开，撕成大片，洗净沥水。

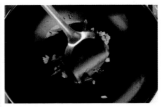

03 热锅下油，放入干红椒炒香。放入肉末，将肉末炒出香味。

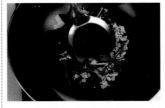

04 放入适量的蚝油翻炒，放入包菜叶，加适量的生抽。最后放入鸡精，翻炒均匀，将包菜炒熟，起锅装盘。

肉丝炒三菇

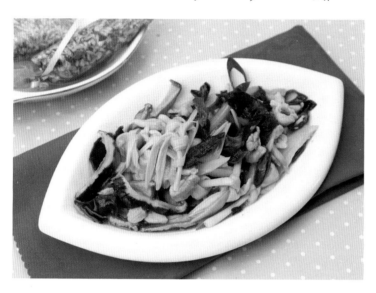

猪瘦肉100克、水发木耳50克、水发香菇100克、黄花菜40克、干红椒10克、姜10克、橄榄油15毫升、鸡精1克、生抽5毫升。

制作步骤

热锅下油，放入红椒丝、姜片，煸炒出味。放入木耳丝、黄花菜、香菇丝，翻炒均匀。放入猪肉丝，加入鸡精、生抽和少量水，大火收汁，起锅装盘。

特色评价

猪肉的香味和各种菌类的味道十分搭配，无须太多烹调油，即可烹制出清淡美味。虽然五花肉香味更足，但从营养角度，本书只推荐猪瘦肉炒菜。如果非用五花肉不可，则重量要减半，只放50克。香菇、木耳自带鲜味，不再加鸡精或味精亦可。不喜辣者，不要加入干红椒即可。

营养点评

肉丝切好并腌制后，如果直接炒很容易变硬，所以通常的做法是先下油锅"过油"（也叫滑油），再进行炒制就能保持嫩滑的口感。但如此一来，油脂的摄入量大增。从营养的角度，可以改油滑为"水滑"，即把腌制好的肉丝或肉片放入滚开的热水中，使之快熟捞出。这就要求沸水要多，火要旺，避免肉片下锅后水温骤降。

菜炒好之后，分成大致相等的两份，则一份相当于瘦肉50克（或五花肉25克），油七八毫升，菌类蔬菜100克。刚好符合糖尿病饮食（以1800千卡为例，肉类推荐量为50克，见第二章）一天肉类推荐摄入量。

银芽炒三丝

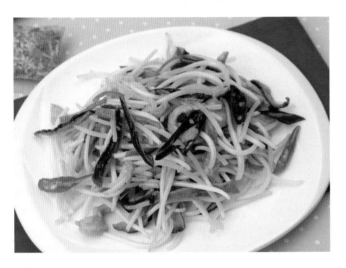

原料

猪瘦肉100克、绿豆芽200克、水发香菇60克、红椒20克、干红椒10克、橄榄油15毫升、盐1克，鸡精1克。

营养点评

肉类是糖尿病食谱重要的组成部分，不但能提供优质蛋白、铁、锌、维生素A和B族维生素等重要营养素，还有助于抑制餐后血糖升高。但肉类的烹调要尽量清淡，即少油少盐，多瘦少肥，不油炸，不过油。这样做哪怕牺牲一点儿口感，也是很值得的。

特色评价

绿豆芽不要炒过火，否则软塌塌不好看。当然，即便如此，此菜的味道也不差。不喜辣者，不要加入干红椒即可。

制作步骤

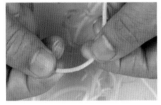

01 水发香菇洗净后切成丝。绿豆芽的头尾择去，洗净沥水。

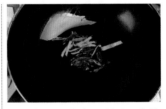

03 热锅下油，放入香菇丝、干红椒丝，煸炒出味。

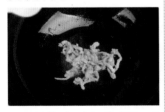

02 红椒和干红椒都切成细丝。猪肉洗净，切成细丝，放入沸水中至变色，捞出待用。

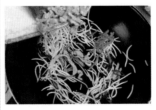

04 放入绿豆芽翻炒。放入猪肉丝继续翻炒。

05 加入盐、鸡精，将原料翻炒入味，起锅装盘。

干煸豇豆

制作步骤

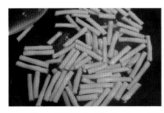

01 将豇豆放入沸水中，焯水捞出沥干后切成寸段。

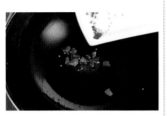

02 猪肉切末。干红椒和大蒜切碎。热油锅放入红椒段和蒜末，煸炒出辣味。

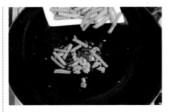

03 放入肉末，翻炒完全变色，炒出肉香味后，倒入豇豆，翻炒均匀。

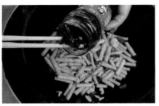

04 放入盐、鸡精和老干妈酱，翻炒均匀，原料炒熟后，起锅装盘即可。

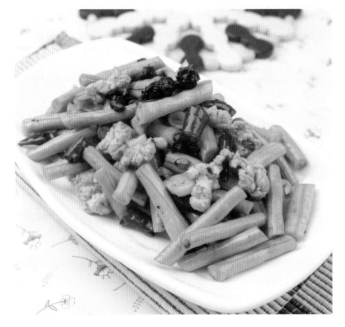

原 料

豇豆200克、猪肉末50克、干红椒20克、大蒜20克、老干妈辣酱20克、盐1克、玉米油8毫升、鸡精1克。

营养点评

豇豆是鲜豆类蔬菜的典型代表，它虽然不是绿叶菜，但营养价值不输于绿叶菜。豇豆维生素C含量为19毫克/100克，钾含量为112毫克/100克，胡萝卜素含量为250微克/100克。除食用新鲜的豆荚外，豇豆到秋季成熟后，其种子即干豇豆，也可以食用，又称饭豆、腰豆、长豆等（各地异名甚多），是常见的杂豆之一。并且食用豇豆一定要将其完全烹熟。

特色评价

焯水不但有助于快速炒熟，也减轻豆腥味。此菜若用五花肉香味更足，但从营养角度，本书只推荐猪瘦肉炒菜。

韭菜薹炒肉丝

原料 韭菜薹400克、瘦猪肉100克、油茶籽油15毫升、生抽10毫升、十三香2克。

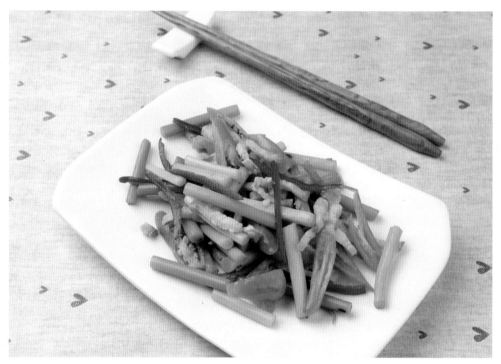

制作步骤

韭菜薹洗净切段，瘦猪肉切丝。热锅下油，先炒肉再放韭菜薹一起炒，加入生抽、十三香调味，炒熟出锅。

特色评价

韭菜薹炒熟后味道浓郁，开胃下饭，与瘦猪肉搭配营养全面，也是一款既简便好吃，又营养丰富的菜肴。

营养点评

菜炒好之后，分成大致相等的两份，则每份相当于瘦肉50克，油七八毫升，蔬菜200克，符合糖尿病饮食（以1800千卡为例，肉类推荐量为50克，见第二章）一天肉类推荐摄入量。

芹菜炒肉

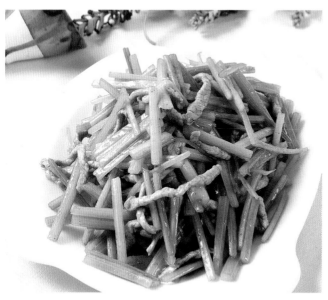

原料

芹菜茎200克、瘦肉50克、花生油10毫升、十三香1克、生抽（酱油）5毫升。

制作步骤

芹菜茎洗净，切长段；瘦肉切丝。热锅下油，放入肉丝和十三香煸炒，肉丝变色后放入芹菜段，加少许生抽继续翻炒。

特色评价

瘦肉和芹菜一起炒是很有吸引力的。炒的时候要把握火候，既不能太生带有一股腥味，又不能太老吃起来不够爽脆。初学者可以先把芹菜焯水（焯完水再切段，而不能先切段再焯水，否则加剧营养流失），然后再炒，很快调味出锅。

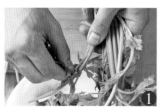
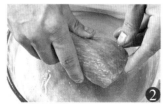
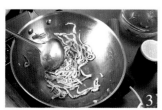
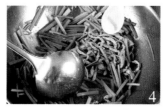

营养点评

芹菜很普通，但营养很丰富。芹菜茎天生就有淡淡的咸味，因为它们含钠比较多。每100克芹菜茎含钠159毫克，大约相当于0.4克食盐。所以烹调芹菜时，要少放盐，甚至不放盐（尤其是加了生抽或酱油之后），以避免摄入太多的钠。除芹菜外，茼蒿、甜菜叶、根达菜、茴香菜等也含有较多钠。

茶树菇烧排骨

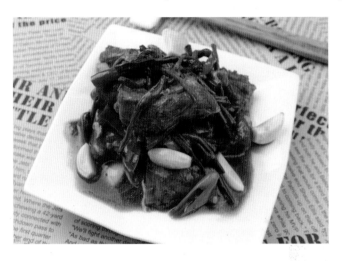

原料

排骨400克、干茶树菇80克、尖椒1个、葱末20克、姜末20克、大蒜20克、大豆油10毫升、老抽5毫升、盐1克、鸡精2克、料酒15毫升、八角1个。

营养点评

排骨宜少不宜多，而且吃排骨要少放油，油炸排骨、香辣排骨、蒜香排骨、红烧排骨等都特别不适合糖尿病患者。

要准确控制排骨的摄入量，大致的估算方法是排骨生重的70%是可以吃的肉，其余30%是不能吃的骨头。如果吃了1块生重为40克的排骨，则相当于吃肉28克（40×70%=28）。

特色评价

因为排骨本身含有较多的脂肪，超出一般的瘦肉，所以要少加烹调油，以免油腻和脂肪超标。

制作步骤

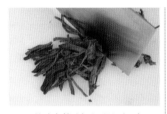

01 茶树菇放入温水中，浸泡至发软，捞出洗净切段。尖椒斜刀切成段。

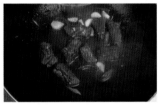

03 油烧至八成热。放入排骨段，翻炒片刻，加入适量水，烧开后转小火。

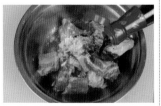

02 排骨斩成大小均匀的块，估算每块排骨的毛重。排骨段放入小碗中，加入葱姜末、鸡精、老抽、料酒，用筷子搅拌均匀，腌制20分钟。

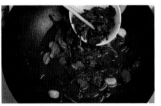

04 将排骨炖六分熟，放入大蒜、尖椒段、八角，翻炒均匀。放入茶树菇，再加盐调味。继续烧约15分钟，将茶树菇和排骨烧熟，起锅装盘。

懒人蒸排骨

制作步骤

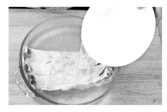

01 猪肋排用清水浸泡，清洗干净。

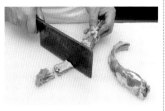

02 切成小块（注意估算每块的大致重量）。

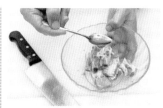

03 把配料和排骨腌渍在一起，搅拌均匀，放到电饭锅的笼屉上。

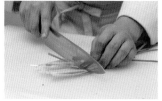

04 香葱切末，撒到蒸熟的排骨上即可。

原料

排骨（猪肋排）400克、生抽5毫升、豆豉15克、十三香2克、香葱20克、芡粉5克。

营养点评

因为排骨本身含有较多的脂肪，超出一般的瘦肉，所以无须用油，这道蒸排骨仍喷香可口。

特色评价

无须很费神，电饭锅煮饭的时候，上面的蒸笼可以利用一下，真是不折不扣的"懒人"做法。但好处多多，既避免了油烟烹炒，又可以得到味美的菜肴。

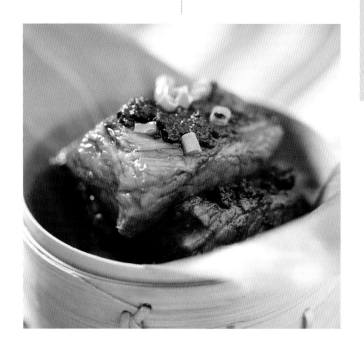

二、牛、羊肉类

白萝卜烧牛肉

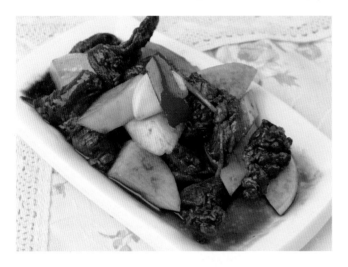

原料

瘦牛肉300克、白萝卜300克、姜20克、大蒜20克、干红椒20克、橄榄油20毫升、老抽10毫升、鸡精3克。

营养点评

一般认为牛肉的营养价值好于猪肉。同等肥瘦程度时，牛肉的脂肪含量比猪肉少，蛋白质比猪肉高，维生素A、B族维生素、铁、锌等不相上下。因此，建议糖尿病患者增加牛肉比例，减少猪肉比例。此菜肴中牛肉切块，每块生重约20克，糖尿病患者可以据此计算每次可以吃几块煮好的牛肉。萝卜属于蔬菜的范畴，可以不加控制。

特色评价

此菜还可以加入胡萝卜、洋葱、青椒等蔬菜，但要注意加入蔬菜的顺序，避免洋葱、青椒等易熟的蔬菜煮过火。

制作步骤

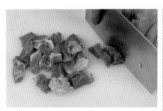

01 将牛肉洗净，切成大小均匀的15块（以便于控制进食量）。

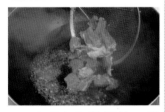

02 白萝卜切滚刀块，姜和大蒜切片。干红椒切成段。将牛肉块放入沸水中，煮1分钟洗去血水，捞出洗净沥干。

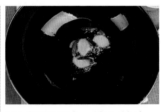

03 热锅下油，放入姜片、红椒段，煸炒出香味。

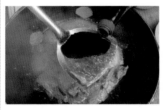

04 牛肉块加适量的水、老抽，大火烧开转小火炖约40分钟，放入白萝卜块、大蒜和鸡精，继续煮约20分钟，将牛肉和萝卜都烧熟即可。

木耳鲜菇炒牛肉

制作步骤

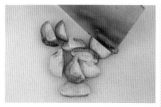

01 干木耳、干香菇洗净、泡发，后切成块。

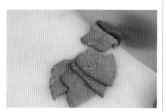

02 牛肉洗去血水，切成薄片。姜去皮洗净，切成片。干红椒切成段。

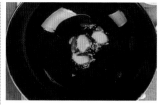

03 热锅下油，放入姜片、干红椒煸炒出味。放入牛肉片，煸炒至牛肉发白。

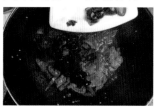

04 放入料酒、老抽，翻炒上色，加水和鸡精，将牛肉煮熟、收汁后即可。

原料

牛肉200克、干木耳30克、干香菇30克、干红椒10克、姜10克、花生油15毫升、老抽5毫升、料酒10毫升、鸡精2克。

营养点评

牛肉的营养价值高，含有丰富的蛋白质，中医认为牛肉具有补中益气，滋养脾胃的功效。糖尿病患者适当地在饮食谱当中添加牛肉，不仅使饮食多样化，还能增加蛋白质摄入量，对糖尿病患者大有益处。

特色评价

名为炒，实为炖（20分钟），牛肉非延长加热时间不可。牛肉片的切法也很重要，应按照纹络垂直横切成片。

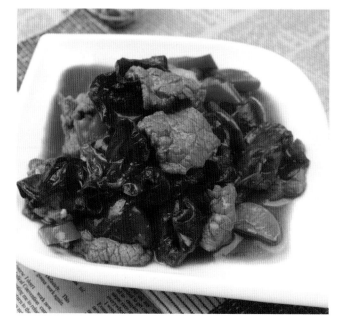

苦瓜牛肉

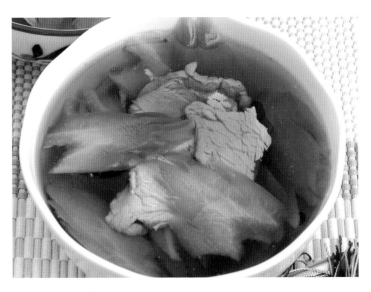

原　料

牛肉200克、苦瓜300克、嫩肉粉适量、胡椒粉1克、大酱5克、豆豉10克、橄榄油15毫升。

制作步骤

牛肉切成片，用嫩肉粉、胡椒粉腌渍半小时；苦瓜切片。腌好的牛肉和苦瓜片同时下锅适量加水，再加入大酱、豆豉后大火烧开，小火慢煮，牛肉熟透后加橄榄油，出锅即成。

特色评价

有些菜肴不一定非炒不可，只要食材搭配得当，调料到位，煮出来的菜肴一样色香味俱全。调料依个人喜好，还可以选南乳、鱼露、辣椒等。煮的火候也可依照个人偏好，多煮一会儿或少煮一会儿均可。总而言之，一道苦瓜牛肉可以做出多种味道。

营养点评

苦瓜牛肉炒好之后，分成大致相等的两份，则每份相当于肉类100克，是糖尿病患者（以1800千卡为例，肉类推荐量为50克，见第二章）2天的肉类推荐摄入总量。

先用嫩肉粉腌渍是避免炒牛肉口感老硬的有效方法。嫩肉粉又称松肉粉，是一种能使肉类软嫩滑润的佐料，在餐饮业中应用广泛。它的主要成分是蛋白酶，大多是从番木瓜中提取的木瓜蛋白酶，能使肉类的某些蛋白质分解，分子结构破坏，从而提高肉的嫩度，并改善其风味。

彩椒羊肉

制作步骤

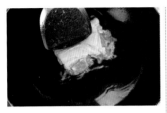

01 羊肉洗净，剔除筋膜，放入冷水锅中。

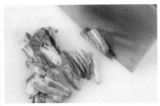

03 羊肉煮熟后，捞出放凉，然后切成薄片。

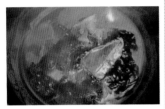

02 加入老抽、八角、桂皮、豆蔻、香叶，大火烧开后，撇去浮沫，改小火，将羊肉煮熟。

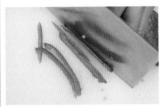

04 将切好的羊肉片、彩椒丝、香菜段、蒜末、洋葱块、盐、鸡精、胡椒粉、红油、麻油等用筷子搅拌均匀，然后放入盘中。

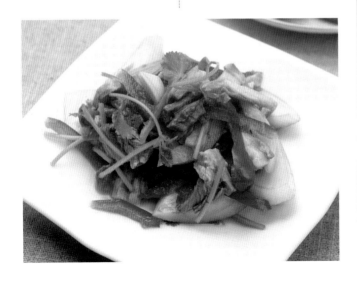

原料

羊肉500克、红彩椒1个、洋葱1/4个、香菜2小棵、大蒜3或4瓣、老抽10毫升、盐1克、八角1个、桂皮1小块、豆蔻数个、香叶2片及调味料适量。

营养点评

如何控制食用羊肉的量呢？羊肉先称重（计为a），煮熟并放凉后称重（计为b）。b除以a的商即为"熟生比"（计为c）。熟羊肉与蔬菜一起拌的时候，取一部分称重（计为d），再除以c即为它相当于生肉的重量（计为e）。糖尿病患者每日肉类进食量指的是生重（e）。如糖尿病患者某日食谱肉类限量为50克，即e=50克，那么他吃熟羊肉的重量d=50×c（克）。

特色评价

羊肉具有腥味（膻味）是因为羊肉脂肪中含有挥发性脂肪酸，可加各种香辛调料去膻味。

豆豉萝卜焖羊肉

原料 羊肉300克、白萝卜300克、豆豉50克、干红椒20克、姜20克、大葱20克、老抽5毫升、生抽5毫升、玉米油15毫升、八角1个、桂皮1小块、豆蔻数个、香叶2片。

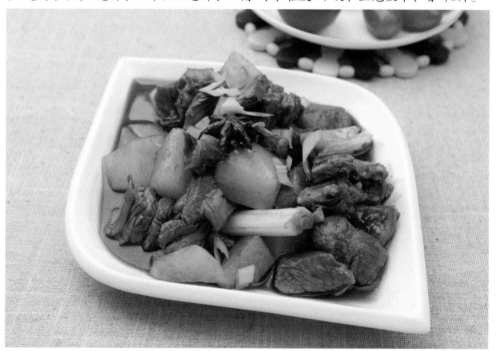

制作步骤

羊肉洗净，剔除筋膜，放入热水锅中。加入适量老抽、八角、桂皮、豆蔻、香叶，烧开后，撇去浮沫，改小火，将羊肉煮五成熟。将羊肉捞出放凉，然后改刀成大小均匀的15块（每块生重大约20克，以便于控制进食量）。白萝卜洗净切成滚刀块。热锅下油，放入葱丝、姜丝、红椒丝，稍微煸炒一下。放入羊肉块，倒入适量老抽、生抽，翻炒均匀。加入水，倒入白萝卜块、豆豉，烧开后转小火，将羊肉及白萝卜炖熟即可。

营养点评

羊肉有很多吃法，但烤肉串是不推荐的，因为烤肉容易产生致癌物质。羊肉饺子、羊杂汤是很常见的吃法。涮羊肉时一定要熟透，否则容易引起寄生虫（旋毛虫）病。

特色评价

先把羊肉煮至半熟（与上一例"彩椒羊肉"不同）入味，然后再与萝卜一起炖煮，萝卜能解除羊肉的膻味。

胡萝卜烧羊肉

原料 羊肉500克、胡萝卜200克、姜20克、葱段20克、大蒜10克、香叶10克、草果10克、小红辣椒3个、八角1个、桂皮10克、玉米油20毫升、料酒15毫升及调料适量。

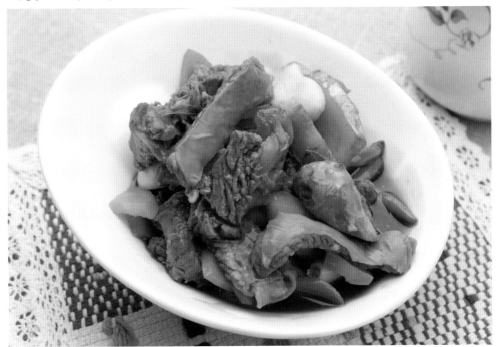

制作步骤

羊肉洗净，去除筋膜，切成大小均匀的肉块（数一数一共多少块，以便估算每块肉的重量）。放入沸水锅中去除血水，撇去浮沫，捞出沥干。热锅下油，放入姜片、大蒜、葱段、香叶、草果、红辣椒、八角和桂皮，煸炒出香味。放入羊肉块，加入适量的老抽、料酒，翻炒均匀。加水、生抽、鸡精和胡萝卜块，搅拌均匀，大火烧开，转小火，将羊肉和胡萝卜炖熟即可。

营养点评

羊肉营养价值很高，与胡萝卜搭配可以提高胡萝卜素在人体内的吸收，起到保护视力，预防干眼的作用，而这一症状常常见于糖尿病患者当中，胡萝卜烧羊肉色香味俱全，是糖尿病患者值得食用之菜肴。

特色评价

白萝卜、胡萝卜、马蹄等都是适合与羊肉一起炖煮、烧焖的食材。至于调味，则可以依据各人的口味，大致原则是多加一些香辛调料，以掩盖羊肉特有的膻味。当然，如果喜欢羊肉的膻味，清淡调味也是完全可以的。

三、禽类

豆豉苦瓜鸡丁

原料 鸡脯肉200克、苦瓜150克、洋葱100克、青椒1个、（老干妈）豆豉20克、橄榄油20毫升、鸡精2克、生抽10毫升。

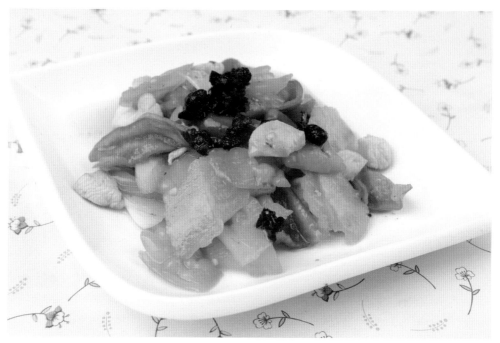

制作步骤

青椒洗净切成块。洋葱洗净切成块。鸡脯肉洗净改刀成1厘米见方的丁。苦瓜洗净后，去除内瓤，切成抹刀片，放入沸水中焯水后，捞出沥干。热锅下油，放入鸡丁，煸炒出香味。放入洋葱块、青椒块，翻炒均匀。放入鸡精、生抽，翻炒均匀。放入焯水后的苦瓜片，翻炒至熟。最后放入豆豉，翻炒均匀，起锅装盘。

特色评价

鸡脯肉味道寡淡，适合向洋葱、苦瓜、青椒、豆豉等味道较重的食材借味。

营养点评

豆豉苦瓜鸡丁炒好之后，糖尿病患者（以1800千卡为例，肉类推荐量为50克，见第二章）一次（一天）只能吃其中的1/4。

鸡肉蛋白质含量与畜肉相当，但脂肪和胆固醇含量较畜肉低，且肉质细嫩，易消化吸收，所以营养价值更高，受到广泛的推荐。

鸡柳炒蚕豆

制作步骤

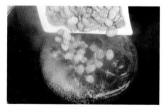

01 蚕豆洗净后，剥成蚕豆瓣，放入沸水中，焯水后捞出沥干。

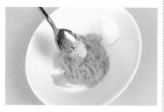

02 红椒洗净，切成块。鸡脯肉洗净，剔除筋膜，切成长条状。鸡脯肉条放入小碗中，加入盐、鸡精和生粉，抓匀后，腌制10分钟。

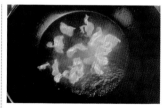

03 将腌制好的鸡肉条放入沸水中，复烧开，煮1分钟，捞出沥干。

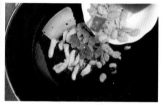

04 热锅下油，放入鸡脯肉条，煸炒均匀，再放入蚕豆、红椒块翻炒。放入生抽和鸡精，继续翻炒3分钟，将原料炒熟入味即可。

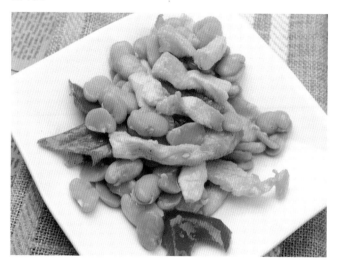

原料

鸡脯肉200克、鲜蚕豆100克、红椒40克、橄榄油15毫升、生粉（淀粉）10克、盐1克、生抽5毫升、鸡精2克。

营养点评

鸡柳炒蚕豆炒好之后，糖尿病患者（以1800千卡为例，肉类推荐量为50克，见第二章）一次（一天）只能吃其中的1/4。

像毛豆（未成熟的黄豆）一样，鲜蚕豆含碳水化合物也比较多（10%），远高于普通蔬菜，糖尿病患者不宜大量食用。

特色评价

鸡脯肉切成长条后，如果直接下锅炒，很容易碎裂，且口感发硬。先腌制入味再"滑水"（滑油亦可），然后炒制就可以避免。

茭白拌鸡丝

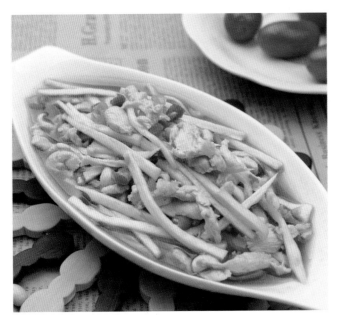

原料

鸡脯肉200克、茭白200克、鲜红尖椒20克、野山椒20克、花生米30克、蚝油5毫升、生抽10毫升、鸡精2克。

营养点评

茭白拌鸡丝做好之后，糖尿病患者（以1800千卡为例，肉类推荐量为50克，见第二章）一次（一天）只能吃其中的1/4。

花生、核桃等坚果含有丰富的蛋白质，这一点与大豆相似。糖尿病患者吃坚果时，要减少烹调油，一般每2克坚果就相当于1克植物油。

特色评价

花生碎增加菜肴的香味，无须再放油。生抽、鸡精等咸味调料看似较多，但要弃汤不食，所以实际摄入的咸味调料并不多。

制作步骤

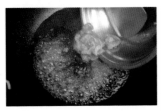

01 鸡脯肉洗净切丝，放入沸水中煮熟，捞出沥干。

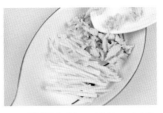

03 将茭白丝、鸡丝、红尖椒碎、野山椒碎、花生碎放入碗中。

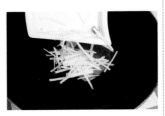

02 茭白削去皮后切成丝，放入沸水中焯水，捞出沥干。

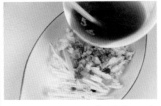

04 倒入适量的凉开水、生抽、蚝油和鸡精，搅拌均匀，装盘即可。

红焖鸡翅

原料 鸡翅中5只（每只约相当于30克可食肉类）、冬笋50克、水发香菇50克、大葱10克、花椒粉10克、姜10克、蒜薹100克、大豆油15毫升及调料适量。

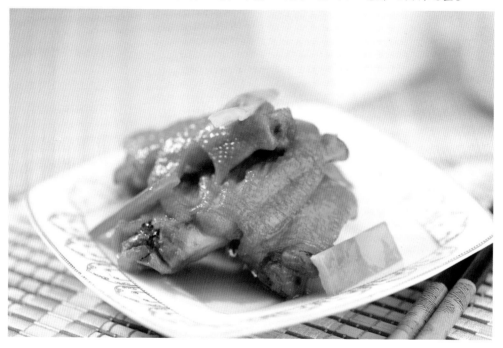

制作步骤

冬笋切片。水发香菇、大葱、姜切丝。蒜薹切段。鸡翅中洗净后放入碗中，加入部分姜丝、料酒和生抽、老抽，用筷子拌匀，腌制20分钟。热锅下油，放入葱丝、姜丝、冬笋片、香菇丝，炒出香味。放入鸡翅，翻炒均匀。加入剩余的老抽、生抽、料酒和水，翻炒至八分熟。放入蒜薹段，继续炒熟收汁即可。。

特色评价

鸡翅肉质细嫩，易入味，适合各种烹调方式。

营养点评

鸡翅是最受欢迎的鸡肉部位，因为其脂肪含量较高（11.5%），口感香又嫩。高蛋白（19.0%）也是鸡翅的重要特征。鸡翅适合炖煮或烧焖，电烤也是很好的烹调方式。但油炸，如炸鸡块、炸鸡腿或炸鸡翅，就增加了脂肪，破坏了营养，得不偿失。

麻酱棒棒鸡

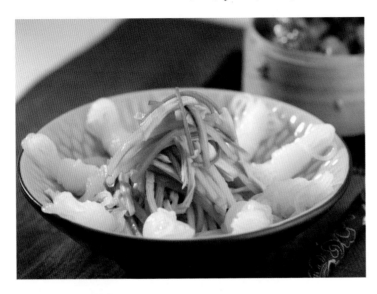

原　料

鸡脯肉100克、黄瓜半根、魔芋丝4卷、芝麻酱1小勺、醋5毫升、酱油5毫升、香油4毫升、花椒粉2克、辣椒粉2克。

制作步骤

黄瓜洗净，切丝。魔芋丝洗净，焯一下捞出冲凉。鸡脯肉煮熟，捞出投凉。将鸡脯肉撕成丝状，放黄瓜丝及魔芋丝，淋上调匀的调料即成。

特色评价

鸡胸肉、黄瓜和魔芋丝三种味道寡淡的食材，配以芝麻酱、醋、酱油、香油、花椒粉和辣椒粉等味道浓重的调料，是中式烹调的主要思路之一。

营养点评

魔芋及其制品是一类成分十分特殊的食材，其主要成分为"葡甘露聚糖"。它是一种可以形成胶状物的黏性纤维，进入小肠后，本身不能被消化吸收，又有很强的黏滞性，能吸附糖类、胆固醇等，并延缓其吸收，故而不但本身不升高餐后血糖，还会抑制其他食物中糖类的吸收，从而抑制餐后血糖升高。

目前市面上售卖的魔芋制品多种多样，有魔芋精粉，也有用魔芋精粉制作（通常要加上食用石灰等凝固剂）的魔芋丝、魔芋块、魔芋片、魔芋球、魔芋豆腐、魔芋零食等。大多适用于多种烹调方法，可以炒、炖、煮、煲汤、涮火锅以及凉拌等，作为蔬菜食用。糖尿病患者可以按照菜肴的种类而随意搭配。

家常鸭块

制作步骤

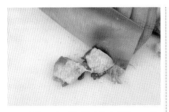

01 青、红椒洗净切块。大葱切丝。鸭肉洗净，斩成块焯水后，捞出沥干。

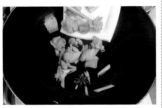

02 热锅下油，放入葱丝、八角，倒入鸭肉块，翻炒均匀。

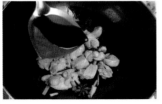

03 放入适量的老抽，翻炒上色，炒至鸭肉皮收缩，倒入适量的水，加盐。

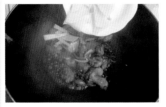

04 烧开后，转小火将鸭肉烧熟。放入辣椒块、泡姜片，翻炒均匀，再烧5分钟入味。加入适量的鸡精调味，翻炒均匀，自然收汁，起锅装盘即可。

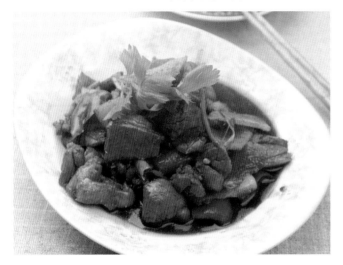

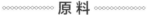

原料

鸭肉300克、泡姜40克、青椒30克、红椒30克、大葱20克、橄榄油12毫升、八角1个、盐1克、鸡精2克、老抽5毫升。

营养点评

鸭肉的营养价值与鸡肉相仿，但脂肪含量更高。但鸭肉脂肪酸构成比较好，单不饱和脂肪酸比例最高（约占总量的一半）。单不饱和脂肪酸有降低胆固醇的作用，对控制血脂和血糖均有益处。

制作好菜肴之后，均匀分成3份，每份相当于肉类100克、蔬菜40克、油4毫升。

特色评价

泡姜是四川风味泡菜之一，微辣带甜，很多超市有售，也可自行制作。

糖尿病怎么吃，

一查就知道 🔍

第七章

鱼虾（水产品）菜肴

宜蒸、煮食用，不宜油炸

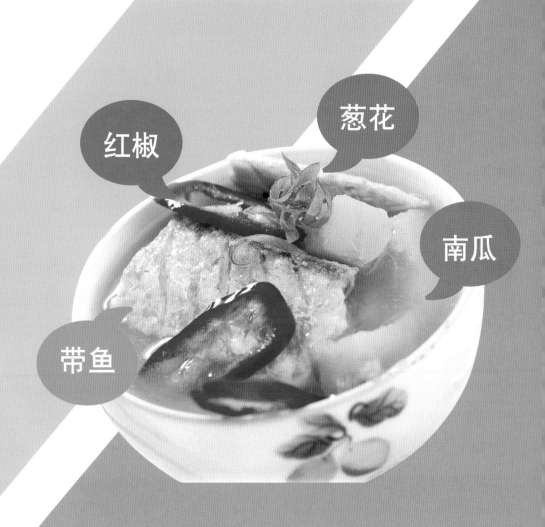

葱花

红椒

南瓜

带鱼

一、鱼类

茄子蒸鱼片

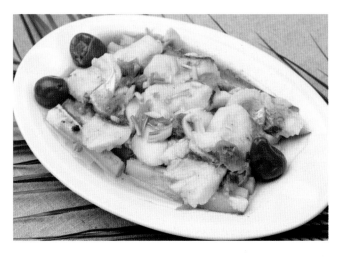

制作步骤

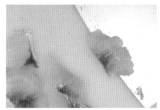

01 茄子洗净，切条。将净鱼肉切成抹刀片。

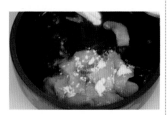

02 将鱼肉片放入器皿中，放入姜片鸡精、生抽、料酒、生粉，抓匀后腌制10分钟，然后过水，捞出待用。

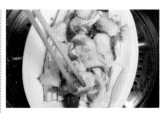

03 取一鱼盘，用茄条垫底，放上剁椒、泡椒，然后将盘子移入蒸锅箅子上。

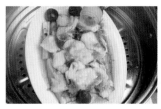

04 将过水后的鱼片放在剁椒上，倒入适量的红油、水，盖上锅盖。大火蒸约10分钟，关火后，再虚火蒸4分钟。掀开锅盖，淋少许麻油即可。

原料

鲤鱼1条（约500克）、茄子200克、泡椒50克、剁椒50克、姜片20克、生抽15毫升、料酒10毫升、生粉10克、鸡精2克、红油5毫升、麻油5毫升。

营养点评

鲤鱼是最常见的淡水鱼之一，遍布大江南北。鲤鱼肉厚刺多，适合各种烹调方法。其营养特点是高蛋白（17.6%）、低脂肪（4.1%）、中等胆固醇（84毫克/100克），富含钾（334毫克/100克）、锌（2.08毫克/100克）、硒（15.38微克/100克）等矿物质。

特色评价

新鲜的鱼类均可用蒸法，一种是加入辣椒、料酒、豆豉等重味调料，适合烹制鲤鱼、鲫鱼、鲳鱼等略带土腥味的鱼；另一种蒸鱼法是清蒸，即仅加入生抽或蒸鱼豉油、少许姜葱等，适合烹制鲈鱼、鳕鱼等海鱼。

豆豉蒸鲳鱼

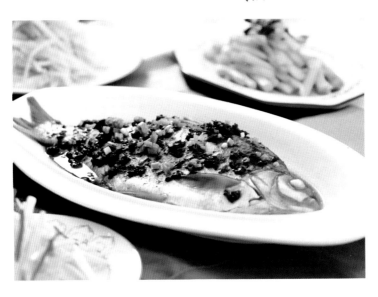

原　料

鲳鱼400克（1条）、葱丝5克、蒜末5克、豆豉20克、料酒10毫升、盐2克。

制作步骤
▼

将豆豉、料酒调匀、备用。将鲳鱼洗净，在鱼身两侧划几刀，抹匀精盐，放入盘中，撒上蒜末，放入蒸锅中用大火蒸熟，约需7~9分钟，取出后再撒上葱丝即可。

特色评价

葱、蒜、豆豉、料酒都是蒸鱼常用的调料，能去除或掩盖鱼腥味。只有新鲜的鱼才适合蒸，如果不是特别新鲜，则更适合焖。

营养点评

鲳鱼是一种常见的海鱼，市面上分为金鲳和白鲳，前者更贵一点。鲳鱼蛋白质含量高（18.5%），脂肪含量适中（7.3%），胆固醇含量中等（77毫克/100克），富含钾（328毫克/100克）、硒（27.21微克/100克）等矿物质。鲳鱼骨刺较少，鱼腥味不重，很适合不大爱吃鱼的人。

准确计算鱼肉摄入量比较烦琐，去除鱼鳃、内脏的重量（烹调前称重），还要去除鱼骨、鱼刺的重量（要等鱼肉全部吃完才能称重）。本书采用简易方法估算鱼肉重量：鲳鱼的可食部比例约为70%，其余30%是不能吃的鱼鳃、内脏、鱼骨和鱼刺等。如本例400克鲳鱼，相当于鱼肉280克（400×70%=280）。糖尿病患者吃此鱼的1/2，即140克鱼肉，约是2天推荐总量（以每日能量1800千卡为例，推荐量为每天75克，见第二章）。

清蒸鲈鱼

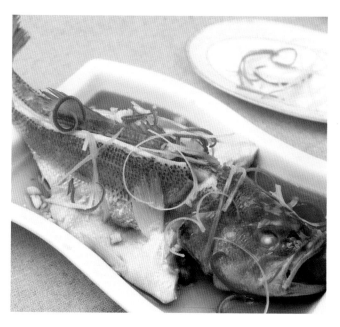

制作步骤

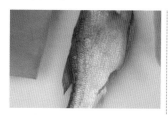

01 鲈鱼处理干净，装入盘中。

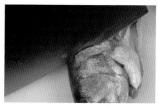

02 如果鱼肉较厚就在鱼两侧各划一刀方便热力均匀渗透。

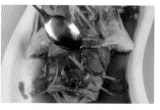

03 用蒸鱼豉油涂抹鱼身，放上葱丝、姜丝、橄榄油。

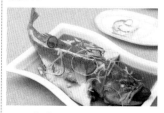

04 冷水上屉，大火蒸7~9分钟，出锅即可。

原料

鲈鱼500克（1条）、蒸鱼豉油15毫升、葱丝20克、姜丝20克、橄榄油15毫升。

营养点评

鲈鱼又称花鲈、鲈板、四肋鱼等，俗称鲈鲛。肉质白嫩、清香，没有腥味，肉为蒜瓣形，最宜清蒸、红烧或炖汤。鲈鱼主要营养特点是高蛋白、低脂肪、中等胆固醇，富含钙、钾、铁、锌、硒等矿物质，是营养价值最高的鱼类之一。

鲈鱼的可食部（可以吃的肉）比例约为60%，不能吃的鱼鳃、内脏、鱼刺等占40%。

特色评价

清蒸鱼，鱼要新鲜，这很重要。不新鲜的鱼蒸出来发腥发硬，不好吃。

清蒸石斑鱼

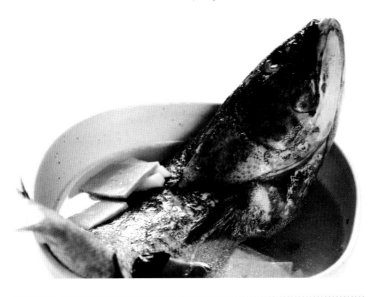

原　料

石斑鱼1条（约400克）、火腿（去皮）30克、水发香菇30克、冬笋30克、葱段10克、姜片5克、精盐2克、绍酒5毫升、鸡精2克、香油5毫升。

制作步骤

石斑鱼洗净，烫后捞出，刮去鳞片和黑斑，剞上花刀。将香菇、火腿、冬笋切条铺在鱼身上，再加调料，蒸约10分钟，取出后淋上香油即可。

特色评价

石斑鱼属于比较高档的鱼类，在港澳地区被推为我国四大名鱼之一。大的石斑鱼很贵，小的便宜些，烹调适合清淡的蒸法。较小的石斑鱼处理干净装小盘，鱼身放上姜丝、葱丝，浇上生抽、料酒以及橄榄油，放入电饭煲的蒸屉，随煮饭蒸熟即可，一举两得。利用电饭锅在做饭的同时蒸鱼或排骨、鸡块等是一种省时、省力、省电的烹调方法。鱼要新鲜，还要小（大鱼切块亦可），否则放不下。

营养点评

石斑鱼肉质细嫩洁白，营养价值高。其主要营养特点是高蛋白（18.5%）、极低脂肪（1.2%）、中等胆固醇（91毫克/100克），富含钙（152毫克/100克）、钾（313毫克/100克）、硒（24.57微克/100克）等矿物质。

石斑鱼的可食部（可以吃的鱼肉）比例约为55%，其余45%为鱼鳃、内脏、鱼刺等不可吃的部分。比如本例购买400克石斑鱼，相当于鱼肉220克（400×55%=220）。大致相当于糖尿病患者（以每日能量1800千卡为例，鱼虾推荐量为每天75克，见第二章）3天的鱼虾推荐总量，3天吃1次此菜肴即可。

鲜菇蒸鳕鱼

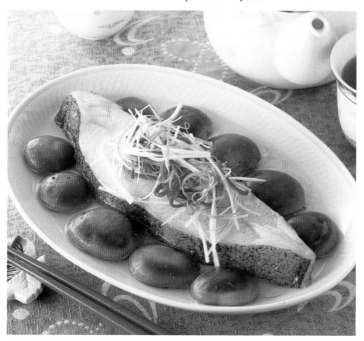

原　料

鳕鱼300克、鲜香菇10朵、红辣椒1根、大葱15克、姜15克、盐3克、米酒5毫升、花生油15毫升。

制作步骤

鳕鱼洗净，用盐、米酒腌10分钟后加香菇，蒸约10分钟，取出后均匀地撒上葱丝、姜丝及红辣椒丝，待用。热锅下油，烧至九成热后浇到上述原料上即可。

特色评价

鱼先蒸熟，再放上葱丝、姜丝及红辣椒丝，最后用热油浇出香味，这也是清蒸鱼的常用方法，适合烹制新鲜的海鱼。

营养点评

鳕鱼是高蛋白（20.4%）、极低脂肪（0.5%）、中等胆固醇（114毫克/100克）的鱼类，富含钾（321毫克/100克）、硒（24.80微克/100克）等矿物质。整条鳕鱼的可食部（可以吃的鱼肉）比例较低，仅为45%左右。但从超市购买的鳕鱼块则不同，鱼骨、鱼刺很少，可食部比例很高，约为95%。

在市面上，有多种被称为"鳕鱼"的鱼，价格从几元钱一斤到百多元钱一斤不等。鳕鱼是一个非常笼统的称呼，包括多个品种。名声最响、价高味美的是"银鳕鱼"，它的学名是裸盖鱼。

鲩鱼焖豆腐

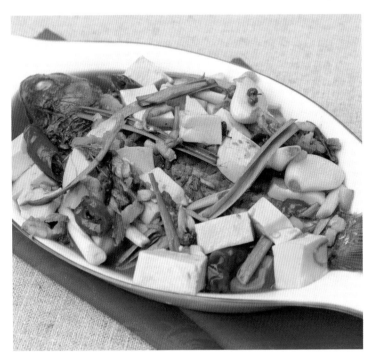

鲩鱼1条、豆腐300克、葱花25克、姜片15克、酱油5毫升、绍酒5毫升、盐2克、鸡精2克、玉米油25毫升、淀粉5克、香油数滴。

制作步骤

豆腐切小块。鲩鱼从鱼嘴处至鱼尾顺长片成两片备用。鲩鱼煎透烹入绍酒略煎，待用。净锅添水、豆腐，再加盐、鸡精、酱油调味，放鲩鱼、姜片焖熟后撒胡椒粉，用水淀粉勾芡再撒葱花，淋香油即可。

特色评价

焖也是烹调鱼类的常用方法。先把鱼煎一煎使之定型不易碎裂，如果不怕碎裂直接与调味料一起炖煮也可。鱼和豆腐的搭配是非常经典的，不但口味相合，而且蛋白质互补，整体营养价值较高。

营养点评

鲩鱼，也叫草鱼，是最常见的淡水鱼之一。口味淡而鲜，高蛋白（16.6%）、低脂肪（5.2%）、中等胆固醇（86毫克/100克）。

鲩鱼的可食部（可以吃的肉）比例约为60%，其余40%是不能吃的鱼鳃、内脏、鱼骨和鱼刺等。比如本例购买750克的鲩鱼，相当于鱼肉450克（750×60%=450）。糖尿病患者吃此鱼的1/3，即150克，相当于2天的鱼虾推荐量（以每日能量1800千卡为例，鱼虾推荐量为每天75克，见第二章）。

安丁鱼焖豆腐

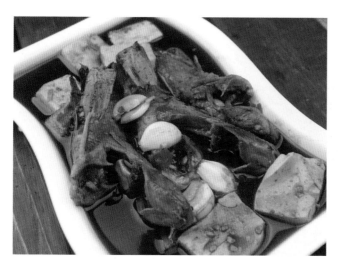

原料

安丁鱼300克、豆腐100克、红尖椒20克、姜片10克、大蒜10克、玉米油10毫升、红油5毫升、生抽10毫升、郫县豆瓣酱20克、盐2克、鸡精1克。

营养点评

安丁鱼学名黄蜂鱼或黄颡鱼，俗称黄刺鱼、戈牙、咯鱼、咯咯喳、黄腊丁等，属于小型淡水鱼类。营养特点是高蛋白（17.8%）、极低脂肪（2.7%）和中等胆固醇（90毫克/100克），富含钾（202毫克/100克）、铁（6.4毫克/100克）、硒（16.09微克/100克）等矿物质。

安丁鱼的可食部（可以吃的肉）比例约为50%。

特色评价

郫县豆瓣酱是做好这道川味鱼焖豆腐的关键调味料。

制作步骤

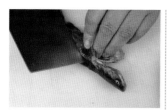

01 安丁鱼洗净，去除内脏，然后在背部开两刀。

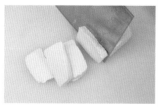

02 豆腐洗净，切成长方形薄片；红尖椒洗净，去根蒂，切成小段。

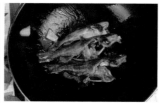

03 热油锅，放姜片、大蒜、红尖椒段煸炒出味，放安丁鱼，两面稍煎一下。

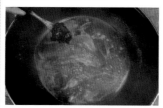

04 放入生抽等调料。再放入豆腐片和红油，翻炒均匀。大火烧开后，转中火，烧约8分钟，起锅装盘即可。

豆豉烧黄鱼

制作步骤

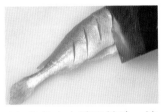

01 黄鱼去内脏和鳞片，洗净，控干水分，在黄鱼两侧切上一字形花刀。

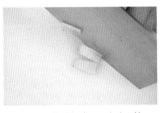

03 干红椒洗净，去根蒂，切段。姜去皮，洗净，切片。大葱洗净，切成丝。

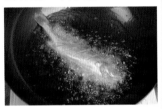

02 改刀后的黄鱼放入八成热油锅中，炸至表面酥黄（鱼已经熟透），捞出控油后，放入盘中。

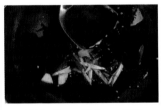

04 干红椒、葱丝、姜片、八角等煸炒出香味。放入老抽、蒸鱼豉油，加豆豉、鸡精、料酒等做成汤汁，浇在黄鱼身上即可。

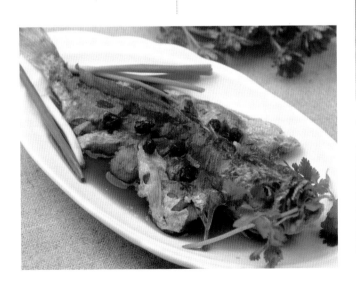

原料

黄鱼1条（约500克）、干红椒20克、姜20克、葱20克、大豆油500毫升（用于过油，实际消耗没有这么多）、八角1个、老抽5毫升、蒸鱼豉油20毫升、豆豉20克、料酒20毫升、鸡精2克。

营养点评

黄鱼又名黄花鱼，分为大黄鱼和小黄鱼，都是海水鱼。大黄鱼肉肥厚但略显粗老，小黄鱼肉嫩味鲜但刺稍多。黄鱼的营养特点是高蛋白（17.7%）、极低脂肪（2.5%）、中等胆固醇（86毫克/100克）、富含钾（260毫克/100克）、硒（42.57微克/100克）等矿物质。黄鱼的可食部比例约为65%。

特色评价

自家做鱼时，无须太在意菜肴外形，不必提前油炸可减少油的摄入量，直接下锅焖煮调味即可。

带鱼炖南瓜

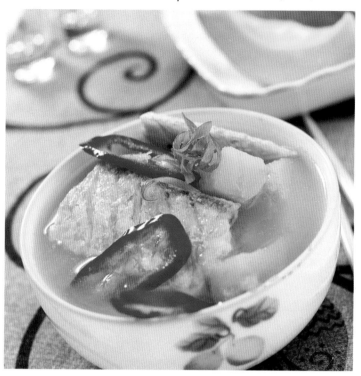

原　料

带鱼250克、南瓜150克、红椒半个、葱花5克、白酱油10毫升、料酒10毫升、鸡精2克、大豆油15毫升。

制作步骤

带鱼处理干净，斜剞上一字花刀，斩成块炸好备用。南瓜切成块。锅置火上，加水烧沸，放入带鱼段、南瓜块以及各种调料煮20分钟，撒入红椒圈，出锅装碗即可。

特色评价

白酱油即无色酱油，是西餐中常用的一种调料。其特点是不会降低菜肴中各种原料的色差（使红白对比更鲜艳）。

营养点评

带鱼又叫刀鱼，体型正如其名，侧扁如带，呈银灰色。带鱼产自沿海各地，现几乎都为养殖。带鱼肉嫩体肥，味道鲜美，营养丰富。营养特点是高蛋白（17.7%）、低脂肪（4.9%）、中等胆固醇（76毫克/100克），富含钾（280毫克/100克）、硒（36.57微克/100克）等矿物质。

糖尿病患者估算带鱼摄入量也不难。带鱼去除鱼鳃、鱼头、内脏和鱼鳍之后称重，切成重量大致相等的鱼段，并计算鱼段的平均重量。

干豇豆烧鳝段

制作步骤

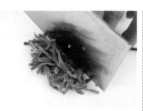

01 干豆角放入温水中，泡软后，捞出洗净沥干，切成长约3厘米的段。

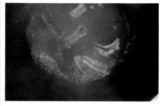

03 将鳝鱼段放入沸水中，焯去血水和杂味，捞出沥水。

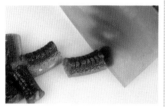

02 干红椒洗净，去除根蒂，切成段。大蒜去皮洗净，切成片。鳝鱼去除内脏，在脊背切上一字花刀，然后再切成2厘米长的段。

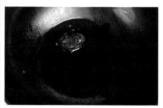

04 热油锅放适量的郫县豆瓣酱煸炒，加干红椒段和豆角段，翻炒均匀。放入鳝鱼段，倒入适量的水及调料，翻炒约10分钟至熟，起锅装盘即可。

原料

鳝鱼1条（约350克）、干豆角100克、干红椒50克、大蒜20克、花椒5克、花生油10毫升、郫县豆瓣酱20克、料酒10毫升、盐2克、鸡精2克、红油5毫升。

营养点评

鳝鱼的可食部（可以吃的肉）比例约为65%，其余35%是不能吃的鱼鳃、内脏、鱼骨等。比如本例购买350克鳝鱼，相当于鱼肉约227克（350×65%=227.5）。菜肴烹制好之后均分成3份，每一份约含75克鱼肉，相当于糖尿病患者（以每日能量1800千卡为例，见第二章）一天的鱼虾推荐量。

特色评价

川菜味重，要注意控制油、盐、豆瓣酱的食用量。

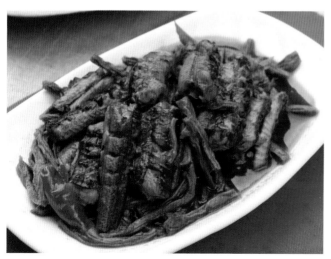

轻煎三文鱼

原料　三文鱼、洋葱、青椒、红椒、胡椒粉、海盐（或普通盐）、橄榄油各适量。

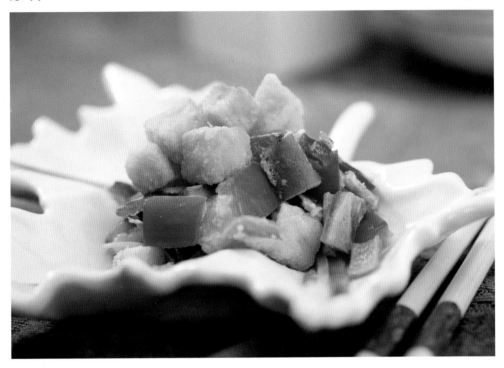

制作步骤

三文鱼预先用海盐腌渍1小时。热锅下油，油五成热放入洋葱碎爆香，放入三文鱼，用最小火煎，每面8分钟，最后撒上胡椒粉即可。

特色评价

三文鱼最知名的吃法是作为生鱼片和寿司生吃，但采用煎、炖、烤等方式烹制同样美味，且更为安全。煎好三文鱼的要点是小火、油不要太热，也就是一个"轻"字。轻煎时间稍长，使肉质缓慢成熟，脂肪散发香气，味道才能鲜美。

营养点评

三文鱼是比较名贵的鱼，鳞小刺少，肉色橙红，肉质细嫩鲜美，口感爽滑鲜香。三文鱼具有较高的营养价值，蛋白质含量约18%，脂肪含量约8%，其中含有较多DHA等特殊类型脂肪酸，对血脂有益。三文鱼还富含维生素D，不但能促进钙吸收，还对防治糖尿病有多重益处。

青椒炒小鱼干

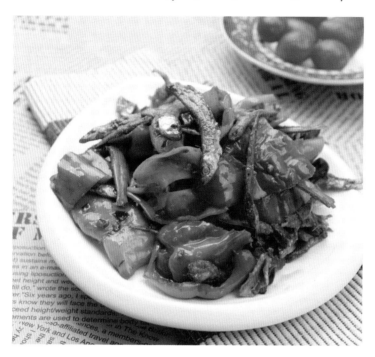

原　料

小鱼干250克、青椒150克、干红椒30克、花生油8毫升、老干妈豆豉10克、生抽5毫升、料酒5毫升、鸡精1克。

制作步骤

热油锅放干红椒段煸炒。再放小鱼干，加入料酒炒匀。放入青椒块，翻炒至无大的水汽，放入鸡精、生抽继续翻炒。最后放入老干妈豆豉，翻炒均匀，起锅装盘即可。

特色评价

小鱼干大多是咸鱼干，无须再放盐，豆豉、生抽等也要少放，否则不符合糖尿病饮食的低盐要求。炒好之后，糖尿病患者每次只能吃1/3，以符合每日鱼虾推荐量。

营养点评

各种鱼的营养大同小异，糖尿病患者只管找当地易得、品种多样的鱼来吃就对了。活鱼或新鲜的鱼适合蒸，不怎么新鲜或有特殊味道的鱼适合焖或烧。个头较大、刺较少的鱼还可以切片或切丁熘。个头较小、鱼身较薄的鱼可以煎。炸鱼虽然广受欢迎，但并不是一种可取的烹鱼方法，营养破坏，脂肪大幅度增加，还可产生有害物质，不建议糖尿病患者采用。没有生鲜鱼类时，还可以购买鱼干炒或炖煮，但咸鱼（干）含有较多亚硝酸盐和亚硝胺，具有一定的致癌性，所以宜少不宜多。

二、虾类

白灼虾

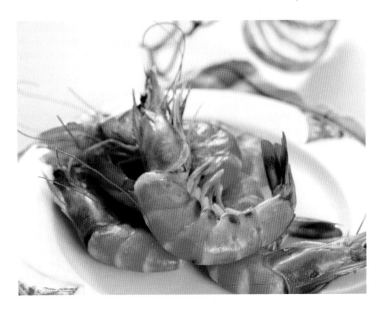

原 料

基围虾或海虾适量。

制作步骤

虾与冷水一起下锅煮熟，不放任何调料。也可以上笼蒸熟，不放任何调料。

特色评价

白灼虾是最清淡的菜肴之一，无须放任何调料，也不要蘸食酱油、蒜泥等。这样可以深刻品味虾肉品质的高低，同时避免不必要的食盐摄入。

营养点评

海虾是营养价值最高的水产品之一。基围虾是淡水育种，海水围基养殖的，并因此得名，其营养价值也是水产品中的佼佼者。

先数一数虾的个数，称一下总重量，计算每只虾的平均重量（假设为30克）。海虾的可食部（可以吃的虾肉）比例约为50%，其余50%是不能吃的虾头、虾壳和虾尾等。基围虾的可食部比例约为60%，其余40%是不能吃的虾头、虾壳和虾尾等。据此估算每只虾虾肉的重量，海虾每只虾肉为15克（30×50%=15）；基围虾每只虾肉为18克（30×60%=18）。因为糖尿病患者（以每日能量1800千卡为例，见第二章）一天的鱼虾推荐量为75克，所以可以吃毛重30克的海虾5只，或毛重30克的基围虾4只。

冬瓜炒白米虾

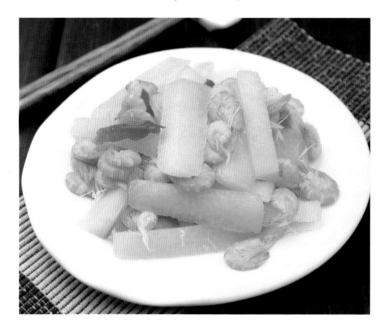

原料

冬瓜、白米虾各150克、红椒30克、小葱10克、橄榄油10毫升、料酒5毫升、盐1克、鸡精1克。

制作步骤
▼

冬瓜切条，焯至八分熟。白米虾洗净，摘去头部，焯至完全变色，捞出沥水。热锅下油，放入白米虾、小葱段、红椒块，加料酒炒匀。倒入冬瓜条，加入盐、鸡精，炒匀即可。

特色评价

新鲜虾特别适合烹制清淡菜肴，只需少量小葱、料酒、盐和鸡精即可。

营养点评

白米虾也称太湖白虾、水虾米等，主要生活在宽阔的湖水或河道中，白天潜入水底，夜间升到湖水上层，并喜光亮。白米虾身体透明，有棕色斑点，死后变通体白色，故称秀丽白虾。

白米虾主要营养特点是高蛋白（17.3%）、极低脂肪（0.4%）、中等胆固醇（103毫克/100克），富含钙（403毫克/100克）、钾（255毫克/100克）、铁（2.1毫克/100克）、锌（2.0毫克/100克）等矿物质。

白米虾一般体长为50毫米，体重为两三克。可食部（可以吃的虾肉）可按55%估算（其余45%是虾壳、虾头等丢弃部分）。150克白米虾有虾肉约82克（150×55%=82.5），大致相当于糖尿病患者（以每日能量1800千卡为例，鱼虾推荐量为75克/日，见第二章）一天的鱼虾推荐量。

翡翠虾仁

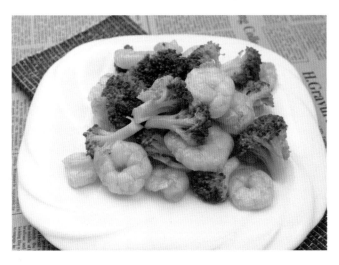

制作步骤

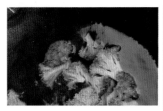

01 西蓝花洗净，顺根茎处切成小朵，放入沸水中焯水，捞出沥干。

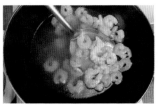

02 虾仁放入沸水中，加入料酒，再次烧开，稍煮片刻，捞出沥干。

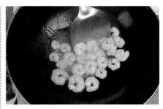

03 热锅下油，放入虾仁，翻炒均匀。

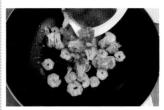

04 加入盐、鸡精和胡椒粉，翻炒均匀。放入西蓝花，加入少许水，大火炒约2分钟。用生粉勾芡，翻炒均匀，收汁后，起锅装盘即可。

原料

虾仁、西蓝花各150克、橄榄油10毫升、料酒10毫升、盐2克、鸡精2克、胡椒粉2克、生粉10克。

营养点评

虾仁的营养特点是高蛋白（10.4%）、极低脂肪（0.7%），富含钾（98毫克/100克）、铁（0.6毫克/100克）、硒（10.86微克/100克）等矿物质。虾仁含钠元素较多（272.1毫克/100克），所以烹调时应少放盐。

特色评价

虾仁适用各种烹调方法，只需注意加热时间不要太长即可。虾仁清淡爽口，与蔬菜、豆腐、肉类、鸡蛋等各种食材都可以搭配。

茶树菇炒虾仁

制作步骤

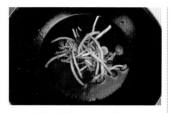

01 茶树菇洗净，放入沸水中，再次烧开，捞出沥干。

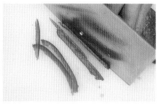

03 红椒洗净，去除根蒂、籽，切成丝。

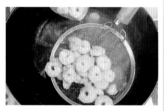

02 将虾仁放入沸水中，加入料酒，再次烧开，稍煮片刻，捞出沥干。

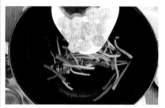

04 热锅下油，先后放入茶树菇、红椒丝、小葱、虾仁，翻炒均匀。

05 放入鸡精和生抽，翻炒均匀。加少许水，大火炒约2分钟，起锅装盘即可。

原料

虾仁150克、鲜茶树菇100克、红椒20克、小葱10克、橄榄油10毫升、料酒5毫升、鸡精1克、生抽5毫升.

营养点评

糖尿病患者选择虾仁还有一个"好处"，是很容易估算、控制进食量。因为虾仁的可食部比例是100%，有多少算多少即可。

特色评价

茶树菇含有人体所必需的8种氨基酸，与虾仁、红椒相配不仅味道鲜美更集保健食疗于一身。

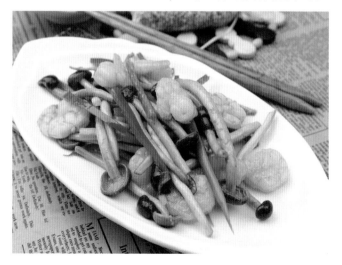

大白菜炒虾仁

原料 大白菜心（或娃娃菜）300克、虾仁150克、瘦肉100克、红尖椒40克、橄榄油15毫升、生抽5毫升、鸡精2克、蚝油5毫升。

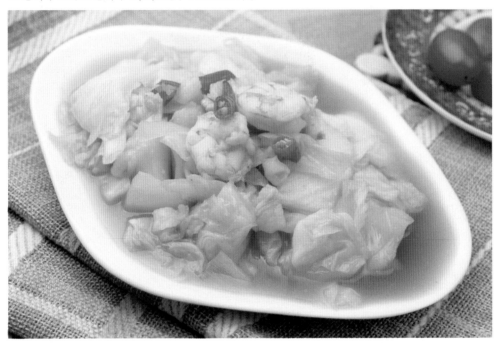

制作步骤

瘦肉剁成肉末。红尖椒洗净，切成段。大白菜心切去根部，切成块，放入沸水中，快速氽烫后捞出沥水。虾仁中加入适量的料酒、酱油、盐、生粉，抓匀腌制10分钟。将腌制后的虾仁放入沸水中，沸水后捞出沥水。热锅下油，放入瘦肉末煸炒出香味。放入红尖椒、白菜叶。放入虾仁，大火翻炒4分钟左右。放入鸡精、生抽、蚝油，翻炒均匀，起锅盛入盘中即可。

特色评价

大白菜必须用菜心部分，否则难以快速炒熟。瘦猪肉换为五花肉可以使此菜口感更好，但增加饱和脂肪和胆固醇摄入，糖尿病患者不宜食用。

营养点评

菜肴炒好之后，均匀分成2份，每份相当于虾仁75克、瘦肉50克，刚好符合糖尿病（以每日能量1800千卡为例，鱼虾推荐量为75克/日，肉类50克/日，见第二章）一日推荐量。

韭菜虾仁

制作步骤

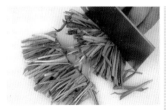

01 冻虾仁化冻后，沥水待用。韭菜洗净，切成段；干红椒洗净，切段。

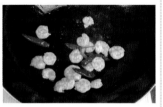

02 热锅下油，放入虾仁和干红椒煸炒出香味。

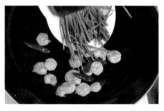

03 放入韭菜段，翻炒均匀。放入适量的盐、鸡精，翻炒均匀。

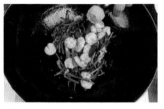

04 再加入红油，翻炒至熟，起锅装盘即可。

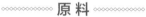
原料

冻虾仁300克、韭菜150克、干红椒30克、玉米油12毫升、盐2克、鸡精2克、红油5毫升。

营养点评

菜肴炒好之后，均匀分成2份，每份虾仁150克，相当于糖尿病患者（以每日能量1800千卡为例，鱼虾推荐量为75克/日，见第二章）2天的推荐总量。

特色评价

虾仁和韭菜都很容易熟，油温不必太高，烧至六成热即可炒菜。

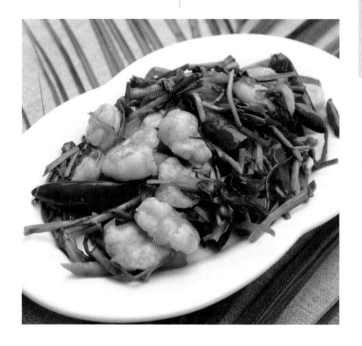

三、其他

清蒸河蟹

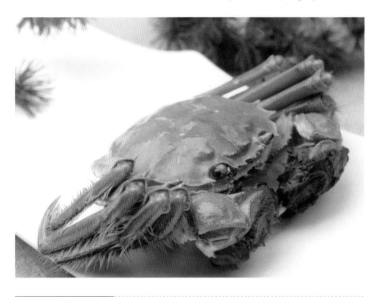

原　料

河蟹2只（约500克）。

制作步骤

河蟹吐尽泥沙，洗净后捆住其腿脚，放入蒸锅箅子上，大火烧开上汽后，蒸约10分钟，关火后，再虚蒸3分钟。取出放入盘中即可。

特色评价

活的螃蟹无须任何调料，只需蒸熟即成美味。当然，也可以用酱油、生抽、香醋等自制调味料蘸食。

营养点评

河蟹，也叫毛蟹，因为身体表面覆盖很多绒毛。河蟹的可食部（可以吃的蟹肉）比例大约是40%，其余60%都是壳、内脏等不可食用的部分。也就是说，一只250克的河蟹，大致能吃到100克蟹肉（250×40%＝100）。据此可以估算糖尿病患者（以每日能量1800千卡为例，鱼虾推荐量为75克/日）每周能吃5只如此大小的河蟹。

河蟹肉的营养特点是高蛋白（17.5%）、极低脂肪（2.6%）、高胆固醇（267毫克/100克），富含钙（126毫克/100克）、钾（181毫克/100克）、铁（2.9毫克/100克）、锌（3.68毫克/100克）和硒（56.72微克/100克）等矿物质，是营养价值最高的水产品之一。如是过敏体质则不宜食用螃蟹。

葱香梭子蟹

制作步骤

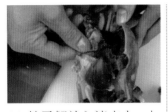

01 梭子蟹放入清水中，加少许油，静置半天，让其吐尽泥沙。

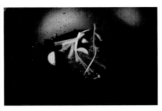

03 热锅下油，放入小葱段、干红椒、蒜片，煸炒出香味。

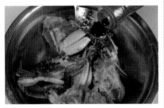

02 清洗干净后，斩成小块。将蟹肉块放入小碗中，放入鸡精、料酒和生抽，用筷子拌匀，腌制20分钟。

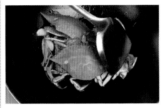

04 放入腌制好的蟹块，翻炒至完全变红。最后，再放入豆豉，翻炒均匀，起锅装盘即可。

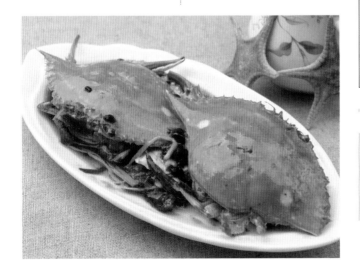

原料

梭子蟹（花蟹）2只、干红椒20克、大蒜20克、豆豉20克、小葱20克、姜10克、橄榄油10毫升、生抽5毫升、料酒5毫升、鸡精1克。

营养点评

梭子蟹又称为"花蟹""花盖蟹"。其生长迅速，脂膏肥满，味道鲜美，是我国沿海地区重要养殖品种。

梭子蟹的可食部比例可按50%估算，其营养特点是高蛋白（15.9%）、低脂肪（3.1%）、较多胆固醇（142毫克/100克），富含钙（280毫克/100克）、钾（208毫克/100克）、铁（2.5毫克/100克）、锌（5.50毫克100克）和硒（90.96微克/100克）等矿物质。

特色评价

鲜活梭子蟹不加任何调料水煮即成美味，加入各种调料炒制，也是为了提鲜。

扇贝冬瓜方

原料 冬瓜400克、扇贝（冰冻扇贝肉）80克、青椒20克、红椒20克、橄榄油8克、盐1克、鸡精1克。

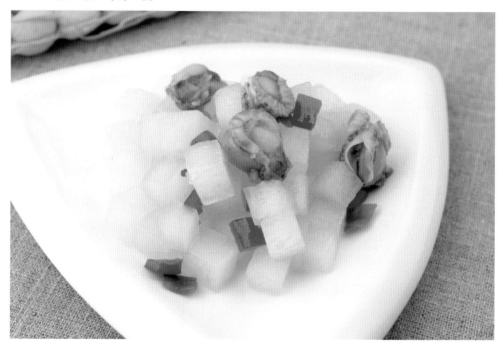

制作步骤

青、红椒洗净，切成粒。冬瓜去皮切成方粒。扇贝放入沸水锅中焯水，捞出沥干。锅内加水烧开，先滴入橄榄油，再放入冬瓜粒煮，至冬瓜八成熟时放入扇贝肉和青椒、红椒，继续煮至熟透。出锅前加入盐和鸡精。吃的时候可以捞出原料装盘，而汤另盛放。

特色评价

扇贝在很多水产市场可以买到，到超市购买冰冻扇贝肉更为方便。扇贝肉加热时间不宜太长，否则口感老韧。还可以用蛤蜊肉代替扇贝肉。

营养点评

扇贝肉是最常见的贝类之一，它的营养特点是较多蛋白（11.1%）、极低脂肪（0.6%）、较多胆固醇（140毫克/100克），富含多种矿物质，是营养价值较高的水产品之一。扇贝肉含钠较多，为339毫克/100克，烹调时要少放盐。

黄瓜拌蛤蜊

制作步骤

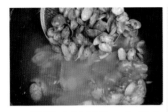

01 蛤蜊吐尽泥沙，入沸水加适量的料酒煮开后捞出沥干，去掉外壳。

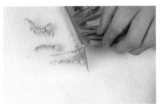

02 红椒切成细丝。黄瓜先切成条，再切成小块。香菜切成小段。

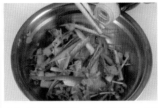

03 将香菜段、红椒丝、黄瓜块放入小碗中，加入鸡精、麻油，搅拌均匀。

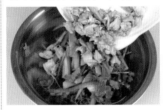

04 放入蛤蜊肉拌匀，后加入凉拌酱油、白醋，搅拌均匀。腌制10分钟，装盘，撒上熟白芝麻即可。

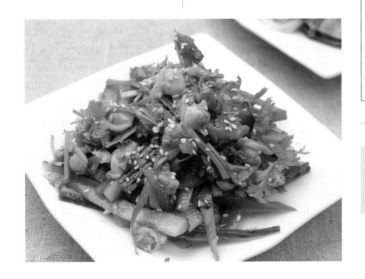

原料

蛤蜊肉75克、黄瓜50克、红椒50克、香菜20克、熟白芝麻10克、佐餐酱油10毫升、白醋5毫升、鸡精1克、麻油4毫升。

营养点评

蛤蜊是很常见的贝类海鲜，蛤蜊肉（平均数据）的营养特点是较多蛋白（10.1%）、极低脂肪（1.1%）、较多胆固醇（156毫克/100克）、富含钙（133毫克/100克）、钾（140毫克/100克）、铁（10.9毫克/100克）、锌（2.38毫克/100克）和硒（54.31微克/100克）等矿物质，是营养价值较高的水产品之一。蛤蜊肉含钠较多，为425.7毫克/100克，烹调时要少放盐。

特色评价

味道鲜美、无沙子就是这道菜的最高境界。

香辣文蛤

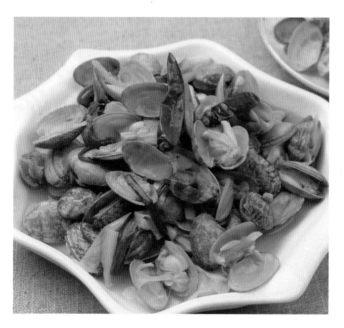

原料

文蛤（花蛤）500克、红尖椒20克、杭椒30克、大葱20克、橄榄油10毫升、生抽10毫升、料酒10毫升、鸡精2克。

营养点评

花蛤，即花蛤蜊，俗称"文蛤"，因贝壳表面光滑并布有美丽的红、褐、黑等色花纹而得名。花蛤的可食部（可以吃的肉）比例约为45%，其余55%是不能吃的壳。

花蛤肉的营养特点是含较多蛋白（7.7%）、极低脂肪（0.6%）、中等胆固醇（63毫克/100克），且富含钾、铁、锌和硒等矿物质，是营养价值较高的水产品之一。蛤蜊肉含钠较多，为309毫克/100克，烹调时要少放盐。

特色评价

油温不必太高，六成热即可下锅。辣味是关键。

制作步骤

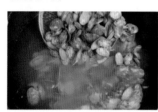

01 花蛤吐尽泥沙，洗干净后放入沸水中焯水，捞出沥干。

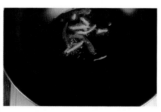

03 油烧至六成热时放入大葱、红尖椒煸炒出味，再放花蛤、杭椒翻炒均匀。

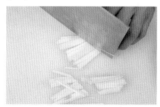

02 红尖椒切成小段。杭椒切成菱形片。大葱切成菱形薄片。

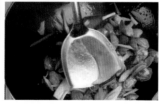

04 放生抽、料酒炒匀，再加鸡精和少许水翻炒约2分钟，起锅装盘即可。

彩色海蜇丝

原料　海蜇丝400克、香菜40克、胡萝卜50克、盐1克、白醋10毫升、辣椒粉5克、鸡精2克、姜丝10克、蒜泥10克。

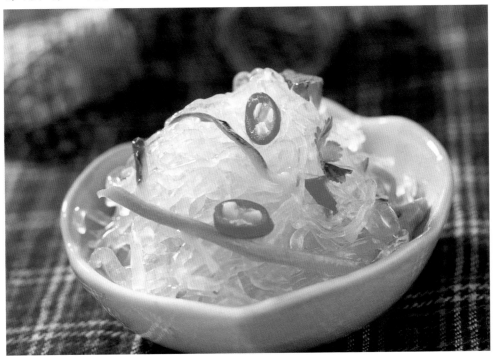

制作步骤

海蜇丝洗净，切成7～8厘米的长段。香菜择洗干净，切成3厘米的长段；胡萝卜去皮洗净，切成细丝。将海蜇丝、香菜段、胡萝卜丝放在同一容器中，加上各种调味料拌匀，腌渍2小时即可。

特色评价

　　醋是此款菜肴所有调料中最关键的，可以是白醋，也可以是老陈醋。

营养点评

　　海蜇是非常独特的海产品，其中蛋白质、脂肪和碳水化合物含量均低，故所含能量很少，仅为33千卡每100克，与很多蔬菜相仿。因此糖尿病患者可以适当多吃一些。

糖尿病怎么吃，

一查就知道

第八章
大豆制品菜肴

肾功能不全的糖尿病肾病患者
应该少吃或不吃豆制品

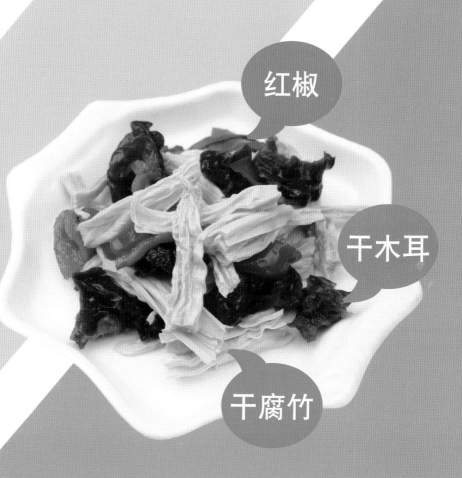

红椒

干木耳

干腐竹

翡翠豆腐

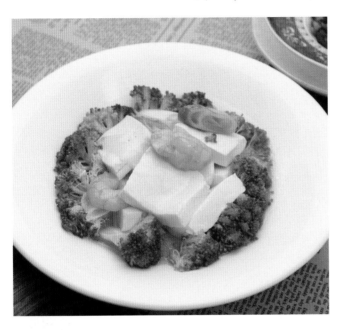

原料

北豆腐180克、西蓝花150克、虾仁50克、葱段20克、橄榄油10毫升、盐2克、鸡精2克、生粉5克。

营养点评

菜肴做好之后，均分为2份，每份约含北豆腐90克，相当于糖尿病患者（以每日能量1800千卡为例，大豆推荐量为30克/日，相当于北豆腐90克）一天大豆制品推荐量。此外还提供虾仁25克、蔬菜85克。

北豆腐含蛋白质12.2%，脂肪4.8%，钙138毫克/100克，钾106毫克/100克；南豆腐含蛋白质6.2%，脂肪2.5%，钙116毫克/100克，钾154毫克/100克。

特色评价

豆腐（白）、西蓝花（绿）和虾仁（红）三者（色）搭配，既美味又清淡少油。

制作步骤

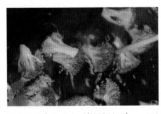

01 豆腐切成稍厚的片。西蓝花切成小朵，放入沸水中焯水后捞出沥水。

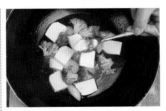

03 放入豆腐片，继续烧开。加入盐、鸡精，煮4分钟左右。

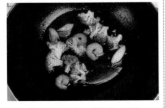

02 热锅下油，放入虾仁、葱段煸炒片刻，加适量水和西蓝花，烧开。

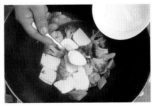

04 然后用生粉勾芡，大火收汁，起锅装盘，将西蓝花码放在边上即可。

豆腐炖白菜

原料 北豆腐300克、白菜心300克、虾米15克、葱段10克、姜片10克、盐2克、鸡精2克、玉米油10毫升。

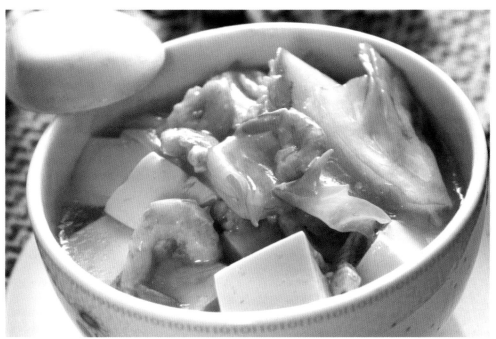

制作步骤

豆腐洗净，切成约2厘米见方的块，放入沸水锅中焯烫一下，捞出沥干。白菜心撕成约5厘米长的小条块，放入沸水锅中焯烫一下，捞出沥干。虾米放入开水中泡软。热锅下油，先下入葱段、姜片爆香，添入少量水（骨汤、鸡汤等更佳），再加入盐、豆腐、虾米、白菜煮开至熟。然后加入鸡精，出锅装碗即成。

特色评价

非常典型的东北菜品，也可以加入木耳、排骨等使其营养价值更高。

营养点评

糖尿病患者（以每日能量1800千卡为例，大豆推荐量为30克/日，相当于北豆腐90克）每天只能吃此菜的1/3（约相当于100克豆腐）。

豆腐提高了黄豆的营养价值。整粒煮熟的黄豆蛋白质消化率仅为65%，做成豆腐后消化率可达95%。

豉汁豆腐

原料 豆腐1块，紫菜、玉兰笋各20克，菠菜50克。葱末、姜末各少许，豆豉2大匙，精盐、鸡精、淀粉各1/2小匙，蚝油1小匙，红油1大匙，清汤100克。

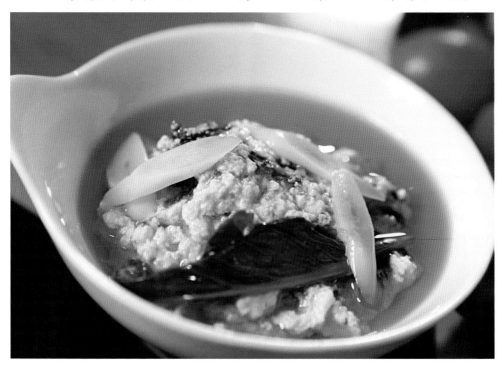

制作步骤

豆腐放入容器内，加入紫菜、豆豉、盐、鸡精、淀粉搅拌均匀，放入蒸锅中蒸熟，取出扣于盘中。将菠菜去根、洗净，切成段；玉兰笋切成片，放入沸水锅中稍烫，捞出沥水。炒锅放入红油烧热，下入葱末、姜末炒香，再放入菠菜段、玉兰笋片略炒，然后加入清汤、蚝油、鸡精调味，出锅浇在豆腐上即成。

特色评价

　　成块的豆腐较难入味，捣碎之后可以与调味料充分混合，入味更充分。

营养点评

　　糖尿病患者（以每日能量1800千卡为例，大豆推荐量为30克/日，相当于北豆腐90克）每天只能吃此菜的1/3（约相当于100克豆腐）。

番茄炒豆腐

制作步骤

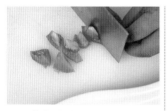

01 番茄洗净，用沸水烫一下，除去皮，然后用刀切成丁。

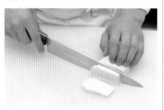

02 豆腐切丁，放在漏勺内，用开水烫一会儿，沥水。

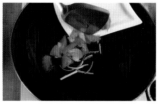

03 热锅下油，加入番茄丁煸炒，加料酒、水、盐、鸡精。

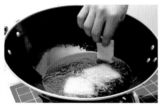

04 豆腐，旺火烧焖入味，汁浓卤少。起孔发胀时即用水淀粉勾芡，出锅装盘即成。

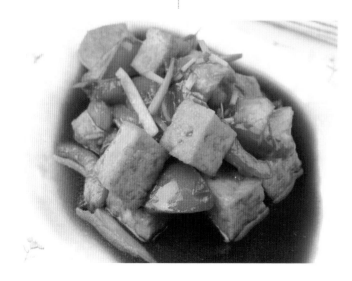

原料

嫩豆腐300克、番茄100克、油茶籽油20毫升、盐2克、鸡精2克、料酒5毫升、淀粉5克。

营养点评

糖尿病患者（以每日能量1800千卡为例，大豆推荐量为30克/日，相当于北豆腐90克）每天只能吃此菜的1/3（约相当于100克豆腐）。

油茶籽油又称茶籽油或山茶油，是从油茶树（与茶叶树不是同一树种）的果实中榨取的食用油。是一种营养品质较高的食用植物油，它的最大亮点是脂肪酸组成与橄榄油很接近，富含单不饱和脂肪酸——油酸。

特色评价

豆腐本身没有明显味道，可以与各种蔬菜、肉类、鱼虾、菌类等食材搭配，适合各种烹调方法。

肉末豆腐

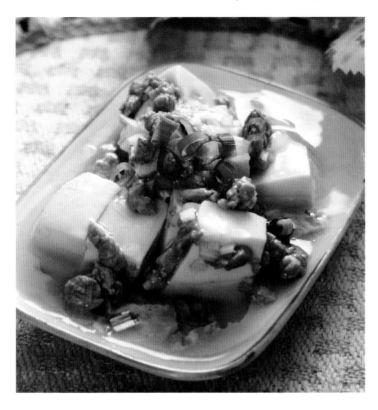

原　料

豆腐300克、猪肉75克、豆瓣辣酱20克、小葱20克、盐1克、鸡精2克、料酒5毫升、玉米油10毫升、香油数滴。

制作步骤

猪肉剁成末，豆瓣辣酱要剁碎。热锅下油，油热后放肉末，洒料酒，加入豆瓣辣酱炒香。再加入豆腐、盐、鸡精和汤，焖入味，收干汁，放入葱花和几滴香油。

特色评价

豆腐本身淡淡无味，往往需要加较多的调味品，辣酱、豆酱都很常用。

营养点评

糖尿病患者（以每日能量1800千卡为例，大豆推荐量为30克/日，相当于北豆腐90克）每天只能吃此菜的1/3（约相当于100克豆腐）。

豆腐与肉类一起烹调营养价值大增，因为两者所含蛋白质可以互补。

豆腐所含大豆蛋白虽然也是一种优质蛋白，但甲硫氨酸的含量偏低，肉类或者蛋类蛋白质恰好含有较多的甲硫氨酸。两者混合食用后，氨基酸模式更符合人体需要，营养价值更高。

大酱花蛤豆腐汤

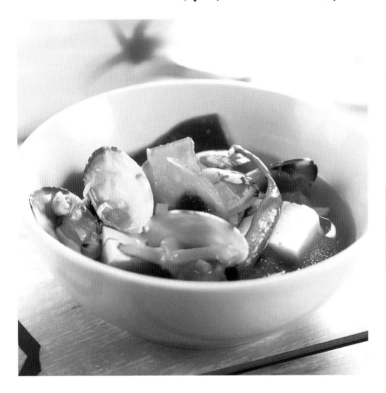

原　料

北豆腐200克、花蛤300克、干裙带菜20克、香葱末10克、红干椒5克、鸡精3克、韩式大酱20克。

制作步骤
▼

北豆腐洗净，切小块；干裙带菜泡发、洗净。花蛤洗净，沥水。清水烧沸，加红干椒、大酱搅匀，再放豆腐块炖煮5分钟后放入花蛤搅匀稍煮。最后放裙带菜段稍煮，加鸡精，出锅装碗，撒上香葱末即可。

特色评价

豆腐适用于各种烹调方法，做汤也很美味，特别是韩式大酱汤。

营养点评

裙带菜比海带小而薄，口感更软更细嫩，适合凉拌、做汤、炒菜或炖煮，比海带更好吃一些。裙带菜的营养价值则与海带类似，除富含维生素（如维生素B、胡萝卜素）和矿物质（如铁、碘、硒）外，还含有较多褐藻多糖。褐藻多糖具有通便、降血脂、提高免疫力等保健价值。

不过，裙带菜、紫菜、海带、海苔等海藻类食物均含有大量的碘，为避免刺激甲状腺，甲亢、甲状腺结节、甲状腺炎、甲状腺瘤和甲状腺癌患者不宜食用。

皮蛋豆花

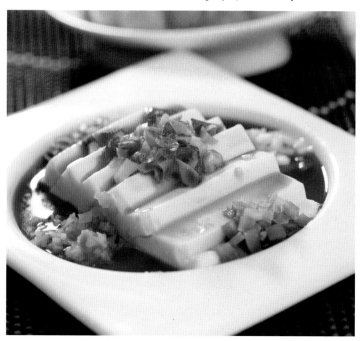

原　料

内酯豆腐400克，皮蛋1个，花生碎、青椒末、香菜末、榨菜末各10克，葱花5克，姜末3克，鸡精2克，生抽5毫升，陈醋5毫升，红油3毫升，香油数滴。

制作步骤

内酯豆腐微波加热后切片，晾凉。皮蛋切粒，放在豆腐中间。将葱花、青椒末等放在盘子四角，再将调味料调匀，淋在豆腐上，撒上花生碎，即可上桌。

特色评价

内酯豆腐口感非常细嫩，极易碎裂，适合微波烹调或者做汤。菜肴使用榨菜末、生抽和鸡精调味，无须再加盐。

营养点评

菜肴烹制好之后，均分为2份，每份所含内酯豆腐200克，大致相当于糖尿病患者（以每日能量1800千卡为例，大豆推荐量为30克/日，相当于内酯豆腐210克）一天的大豆制品推荐摄入量。还含有半个皮蛋，大致相当于糖尿病患者（以每日能量1800千卡为例，蛋类推荐量为25克/日）一天的蛋类推荐摄入量。

内酯豆腐是指用"葡萄糖酸内酯"作为凝固剂制作的豆腐，因为葡萄糖酸内酯并不含钙，所以内酯豆腐钙含量很低，一大盒内酯豆腐（350克）才含60毫克钙，与普通豆腐不可同日而语。

芹菜炒豆干

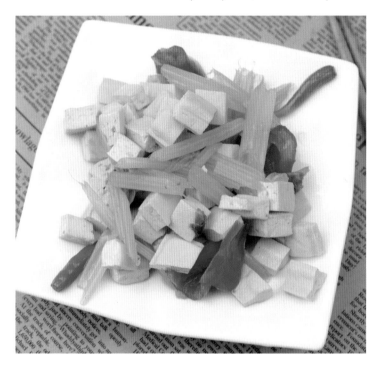

原　料

豆腐干130克、红椒50克、芹菜60克、橄榄油12毫升、生抽5毫升、鸡精1克。

制作步骤

芹菜切成段，红椒切成三角块，豆腐干洗净切丁。热油锅，放入芹菜段、红椒块炒匀。放豆腐干丁和鸡精，翻炒均匀。再放入生抽，翻炒均匀。加少许水，炒约2分钟，起锅装盘即可。

特色评价

　　芹菜本身有咸味（含钠较多），豆腐干也经常有咸味，生抽和鸡精也都含有盐，所以无须再加食盐。

营养点评

　　菜品烹制好之后，均分为2份，每一份提供豆腐干约65克，大致相当于糖尿病患者（以每日能量1800千卡为例，大豆推荐量为30克/日，相当于豆腐干65克）一天的大豆制品推荐摄入量。此外还提供蔬菜80克。

　　豆腐干是豆腐的半干制品，富含蛋白质和钙，特别是钙。豆腐干被视为"高钙王"，每100克豆腐干含钙308毫克，超过其他大豆制品。

　　与豆腐的一清二白不同，豆腐干常被赋予各种味道和颜色，其中比较有名的是宁波人常吃的"香干"，早已脍炙人口。可制作多种菜肴，可冷拌，可热炒，可油炸，可烤制，吃法甚多。

千张炒韭菜

原料 韭菜200克、千张80克、青椒30克、红椒30克、橄榄油10毫升、盐1克、鸡精2克。

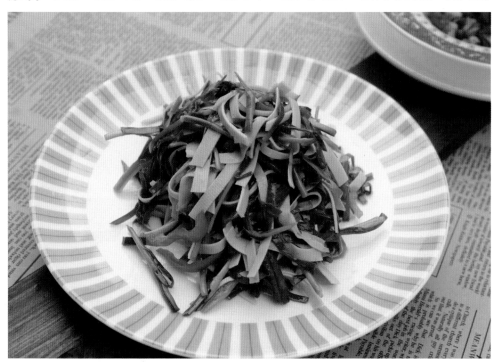

制作步骤

千张洗净，切成丝。韭菜择洗干净，切成2厘米长的段。青椒、红椒洗净，去根蒂、籽，切成丝。热锅下油，放入青椒丝、红椒丝，煸炒出味。放入韭菜，加入盐和鸡精，翻炒均匀。放入少许水和千张丝，翻炒均匀。大火将韭菜和千张炒断生，起锅装盘即可。

特色评价

千张与韭菜是非常经典的搭配。

营养点评

菜品烹制好之后，均分为2份，每一份提供千张约40克，大致相当于糖尿病患者（以每日能量1800千卡为例，大豆推荐量为30克／日，相当于千张40克）一天的大豆制品推荐摄入量。此外还提供蔬菜130克。

千张炒莴笋

制作步骤

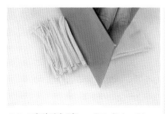

01 千张洗净，切成细丝。莴笋洗净，削去外皮，切成细丝。

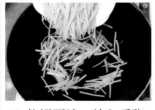

03 热锅下油，放入千张、水芹、莴笋，翻炒均匀。

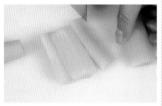

02 水芹洗净，去根部，切成2厘米长的段。

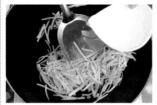

04 加入盐和鸡精，再加少许水，翻炒约2分钟，起锅装盘即可。

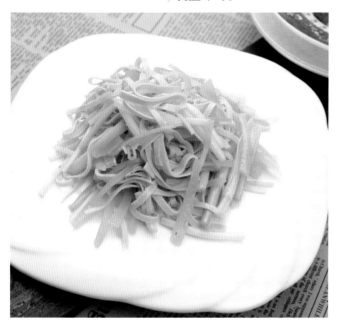

原料

千张80克、水芹100克、莴笋100克、橄榄油10毫升、盐2克、鸡精2克。

营养点评

菜品烹制好之后，均分为2份，每一份提供千张约40克，大致相当于糖尿病患者（以每日能量1800千卡为例，大豆推荐量为30克/日，相当于千张40克）一天的大豆制品推荐摄入量。此外还提供蔬菜100克。

特色评价

千张就是生活中所说的豆皮，营养丰富，千张与莴笋搭配制作简单，口感上佳，是去火降燥，增加食欲的首选菜品。

腐竹炒黑木耳

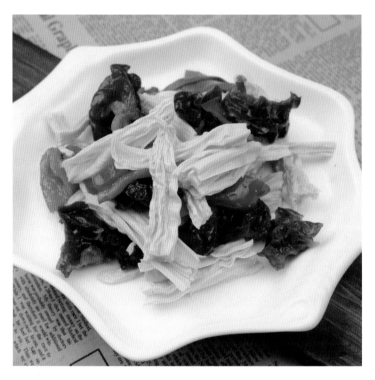

原　料

干木耳25克、干腐竹40克、红椒30克、葱姜各15克、橄榄油10毫升、生抽10毫升、鸡精1克。

制作步骤

▼

腐竹泡发切段，木耳泡发焯水后捞出沥干。油烧至七成热时，放葱姜、红椒、木耳、腐竹炒匀。加入鸡精、生抽和少许水，继续炒约3分钟，起锅装盘即可。

特色评价

油温不必太热，六七成热即可，这种温度炒菜使用初榨橄榄油也是完全可以的。

营养点评

菜品烹制好之后，均分为两份，每一份提供腐竹约20克，大致相当于糖尿病患者（以每日能量1800千卡为例，大豆推荐量为30克/日，相当于腐竹20克）一天的大豆制品推荐摄入量。此外还提供蔬菜40克。

腐竹是大豆磨浆烧煮后，从锅中挑皮、捋直，经过烘干而制成的凝结干制而成的豆制品，它通常作为配菜与其他食物混合烹调食用，可以油炸、蒸炖、红烧、炒肉等，当然还可以凉拌。腐竹富含蛋白质，每100克腐竹含44.6克优质蛋白。但钙含量较低，每100克腐竹含77毫克钙。

青椒拌油豆皮

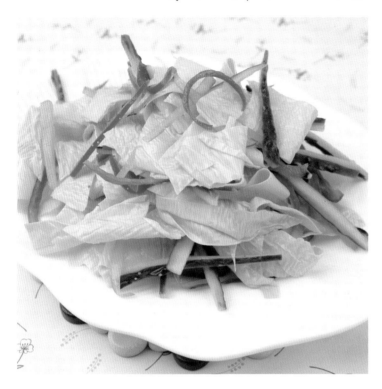

原料

油豆腐皮40克、红椒半个、青椒半个、黄瓜半个、盐1克、鸡精1克、麻油5毫升。

制作步骤

豆腐皮改刀成条状，放入沸水中，焯水煮熟后，捞出沥水，放入盘中。红椒、青椒和黄瓜都切成细丝，也放入盘中，加入盐和鸡精，淋入麻油，用筷子搅拌均匀，装盘即可。

特色评价

油豆皮香气十足，不用油亦可。

营养点评

菜品烹制好之后，均分为2份，每一份提供油豆皮约20克，大致相当于糖尿病患者（以每日能量1800千卡为例，大豆推荐量为30克/日，相当于油豆皮20克）一天的大豆制品推荐摄入量。此外还提供一些蔬菜以及少量的烹调油（2.5克）。

油豆皮是流行于南方很多地区的一种大豆制品，它的营养特点是高蛋白（44.6%）、高脂肪（17.4%），其脂肪含量几乎是常见大豆制品中最多的。还富含钙（116毫克/100克）、钾（536毫克/100克）、铁（13.9毫克/100克）、锌（3.81毫克/100克）等矿物质，其中钾和铁的含量也几乎是常见大豆制品中最多的。

豆浆

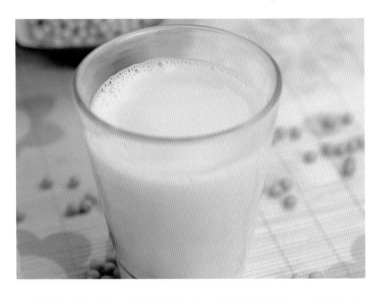

原　料

黄豆20克。

制作步骤

前一晚把黄豆浸泡于水碗中（天气较热时最好放入冰箱冷藏），次日晨起后用家庭型全自动豆浆机把泡好的黄豆搅打成豆浆。黄豆与水的比例约为1：20，或按照豆浆机说明书配比。

特色评价

豆浆的优势是最大限度地保留了大豆中的营养素和保健成分，甚至过滤出来的豆渣也能食用，比如与面粉混合制作馒头、花卷等面食。大豆经过充分的浸泡才能打出口感细滑的豆浆，且减少出渣率。

营养点评

糖尿病患者（以每日能量1800千卡为例，大豆推荐量为30克/日，相当于豆浆450毫升）每天喝一大杯（300毫升左右）豆浆仍达不到推荐量，所以如果只喝豆浆的话很难完成大豆制品一天的推荐摄入量（除非喝两次或更多）。

豆浆的优势是最大限度地保留了大豆中原有的各种营养物质。这是因为制作豆浆时，没有像豆腐、干豆腐或腐竹等大豆制品那样要经过"深度水洗"（磨浆过滤去汁）的工序。这就使得维生素、大豆异黄酮、低聚糖等水溶性营养成分得以保全。

自制豆浆过滤之后，所剩残渣（豆渣）亦可食用，且营养丰富。不单豆渣，打好的豆浆也可以用来蒸米饭、煮粥、蒸窝头、蒸蛋羹等。把豆渣或豆浆与其他富含碳水化合物（糖类）的食物，如馒头、面包等一起食用，有助于控制血糖。

第九章

蛋类菜肴

糖尿病患者吃蛋要适量

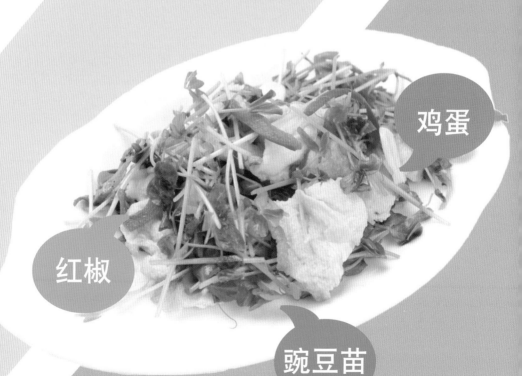

鸡蛋

红椒

豌豆苗

煮鸡蛋

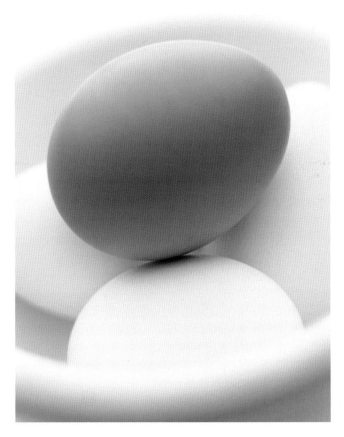

原料

鸡蛋。

制作步骤

鸡蛋与冷水一起下锅，煮开后继续煮五六分钟即可。

特色评价

鸡蛋煮的时间不宜太长，否则加剧营养流失。但又不能煮不熟，否则不卫生。兼顾营养和卫生，吃鸡蛋最好的状态，就是蛋清已经凝固，而蛋黄处于半凝固或流动的状态。要煮到这种最佳火候，需要反复练习，积累经验才能做到。

营养点评

1个鸡蛋（不计蛋壳）大约为50克，大致相当于糖尿病患者（以每日能量1800千卡为例，蛋类推荐量为25克/日，见第二章）2天的蛋类推荐摄入总量。所以糖尿病患者（以每日能量1800千卡为例）每天只能吃半个鸡蛋，或2天吃1个鸡蛋（或相当量的其他蛋类）。

鸡蛋黄中含有大量胆固醇（1510毫克/100克），蛋清则几乎不含胆固醇。一个鸡蛋（蛋黄）大约含290毫克胆固醇，接近世界卫生组织（WHO）推荐的每日胆固醇摄入限量（300毫克），所以糖尿病饮食每日不要超过1个鸡蛋（或相当量的其他蛋类），不建议用鸡蛋代替肉类或鱼虾。

咸鸭蛋

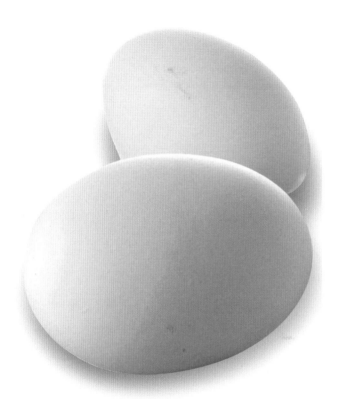

原料

鸭蛋。

制作步骤

鸭蛋表面先涂一层白酒，再放在盛满食盐的碟子中滚上一层盐，然后装入保鲜袋（塑料袋）中，放入冰箱冷藏。大约10天左右就可以吃咸鸭蛋了。

特色评价

腌咸鸭蛋的传统方法是，把鸭蛋放入浓度为15%左右的盐水中，静置三四周。不但时间更长，风味也不如本例采用的方法。最简便的方法是去超市购买现成的咸鸭蛋。

营养点评

鸭蛋的个头比鸡蛋略大，但糖尿病患者（以每日能量1800千卡为例，蛋类推荐量为25克/日，见第二章）仍然可以每天吃半个，或2天吃1个。

鸭蛋的营养价值与鸡蛋比较接近，是优质蛋白、磷脂、胆固醇、各种维生素和微量元素的重要来源。鸭蛋黄胆固醇含量比鸡蛋黄多，每100克含1576毫克，所以同样不能多吃。

鸭蛋有腥味，比较适合腌制成咸鸭蛋，或做成皮蛋（松花蛋）。人工圈养下的鸭蛋蛋黄呈浅黄色，而散养下的蛋黄常常呈红色（与食用藻类有关）。一些不法商贩为了利用人们对红心鸭蛋的喜爱牟取利益，在饲料中添加苏丹红以达到生产红心鸭蛋的目的。消费者在购买红心鸭蛋时，要格外注意。

鸡蛋炒韭菜

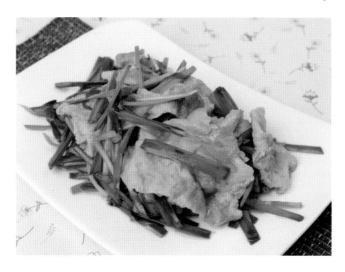

制作步骤

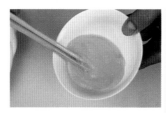

01 鸡蛋打入碗中，用筷子快速搅拌，将蛋黄和蛋清搅拌均匀。

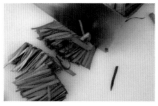

02 韭菜洗净，切去老根，切成2厘米长的段。

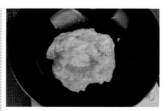

03 热锅下油，倒入鸡蛋液，煎至两面金黄，蛋液完全成型，倒入盘中待用。

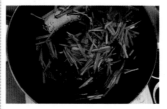

04 锅中再放入少许油，烧热，放入韭菜段，翻炒。放入炒好的鸡蛋，以及盐、鸡精，翻炒均匀，起锅装盘即可。

原料

韭菜200克、鸡蛋1只、大豆油15毫升、盐1克、鸡精2克。

营养点评

　　菜肴烹制好之后，均分为2份，每份含鸡蛋半个，大致相当于糖尿病患者（以每日能量1800千卡为例，蛋类推荐量为25克/日，见第二章）一天的蛋类推荐摄入量。此外还提供100克蔬菜和七八毫升烹调油。

特色点评

　　炒鸡蛋时，鸡蛋特别能"吸油"，这是因为鸡蛋中磷脂含量较高，具有很强的乳化作用。炒鸡蛋多放油虽然更好吃，但却不够健康，也不符合糖尿病饮食的原则。因此，炒鸡蛋时不能故意多放油。盐不能提前加入蛋液中，否则就得加更多盐才够咸味，应该等出锅前把盐撒在鸡蛋菜肴表面。

鸡蛋炒韭黄

制作步骤

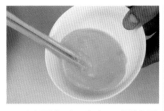

01 鸡蛋打入碗中，用筷子快速搅拌，将蛋黄和蛋液搅拌均匀。

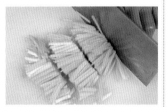

02 韭黄洗净，切去老根，切成3厘米长的段。

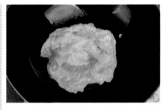

03 热锅下油，倒入鸡蛋液，煎至两面金黄，蛋液完全成型，倒入盘中待用。

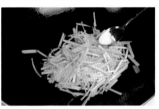

04 锅中再放入少许油，烧热，放入韭黄段，翻炒。放入炒好的鸡蛋，以及盐、鸡精，翻炒均匀，起锅装盘即可。

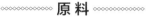

原料

韭黄400克、鸡蛋1只、大豆油12毫升、盐1克、鸡精2克。

营养点评

菜肴烹制好之后，均分为2份，每份含鸡蛋半个，大致相当于糖尿病患者（以每日能量1800千卡为例，蛋类推荐量为25克/日）一天的蛋类推荐摄入量。此外还提供200克蔬菜和6毫升烹调油。

特色点评

选购韭黄，以叶片无干枯，腐烂者为好。翻炒时间不宜过长，此品菜肴不仅味道鲜美，并且颜色漂亮，可登大雅之堂。

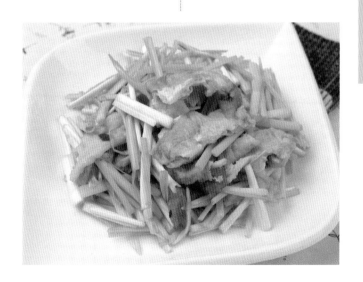

鸡蛋炒豌豆苗

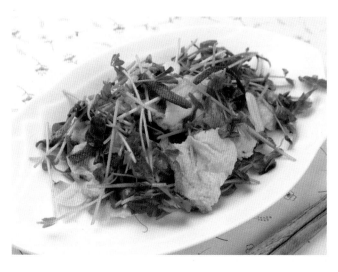

制作步骤

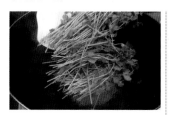

01 豌豆苗洗净，切段，放入沸水锅中焯水，捞出沥水待用。

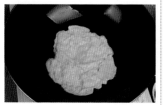

02 鸡蛋打成蛋液。热锅下油（一部分油），倒入打散的鸡蛋液，煎至两面金黄，蛋液完全定型后，倒入盘中待用。

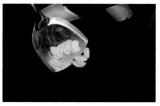

03 锅中再放少许油，烧热后，放入适量红椒片、蒜片，炒香。

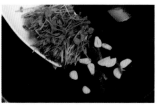

04 放入飞水后的豌豆苗，翻炒均匀。放入鸡蛋块和盐、鸡精，翻炒均匀，即可出锅装盘。

原料

豌豆苗300克、鸡蛋1只、红椒30克、蒜片10克、大豆油15毫升、盐1克、鸡精2克。

营养点评

菜肴烹制好之后，均分为2份，每份含鸡蛋半个，大致相当于糖尿病患者（以每日能量1800千卡为例，蛋类推荐量为25克/日）一天的蛋类推荐摄入量。此外还提供170克蔬菜和七八毫升烹调油。

特色点评

几乎所有的绿叶菜都适合炒鸡蛋，事实上，与鸡蛋同炒是烹制绿叶菜的主要方法之一。

蒸蛋羹

原料 鸡蛋2个、盐2克。

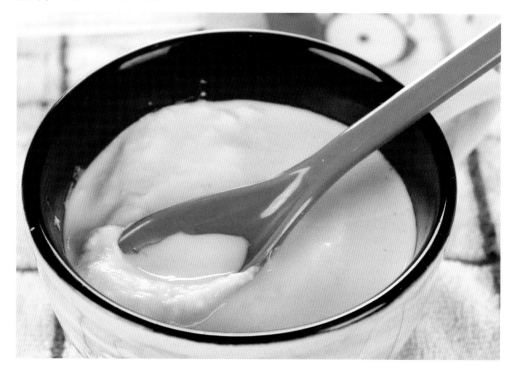

制作步骤

鸡蛋放入盘中打散搅匀，加入温水和盐，鸡蛋和水的比例是1∶2。上笼蒸之前用保鲜膜覆盖，并且用牙签扎几个洞。上笼用大火蒸四五分钟即可。

特色评价

　　蒸蛋羹操作简单方便，但要想蒸出质地均匀、外表漂亮的蛋羹却并不容易。用保鲜膜覆盖，可以避免蒸出来的蛋羹表面坑洼不平像一块烂布，但保鲜膜要扎几个洞以透气、透水。

营养点评

　　蛋羹蒸好之后，糖尿病患者（以每日能量1800千卡为例，蛋类推荐量为25克/日，见第二章）一次（一天）只能吃其中的1/4。

　　蒸蛋羹是最容易消化吸收的食物之一，既清淡又美味。蒸蛋羹甚至可以不用放盐，或仅用极少的食盐或生抽。

附录1：各类食物及制品GI值速查表

	食物名称	GI值	食物名称	GI值
谷类及其制品	大米饭	83.2	馒头（富强粉）	88.1
	即食大米（煮1分钟）	46.0	烙 饼	79.6
	即食大米（煮6分钟）	87.0	油 条	74.9
	*粘米饭 （含直链淀粉高，煮）	50.0	面条（小麦粉）	81.6
	*粘米饭 （含直链淀粉低，煮）	88.0	面条（全麦粉，细）	37.0
	糙米（煮）	87.0	面条（硬质小麦，细）	55.0
	糯米饭	87.0	面条 （小麦粉，硬、扁、粗）	46.0
	大米糯米粥	65.3	*面条（白、细、煮）	41.0
	黑米粥	42.3	通心粉（管状，粗）	45.0
	稻 麸	19.0	米 饼	82.0
	玉米（甜，煮）	55.0	荞麦面条	59.3
	玉米面粥	50.9	荞麦面馒头	66.7
	玉米碴粥	51.8	荞麦方便面	53.2
	大米粥	69.4	燕麦麸	55.0
	小米粥	61.5	白面包	87.9
	小麦片	69.0	面包（全麦粉）	69.0
	小麦饼干	70.0	*面包（黑麦粉）	65.0
	苏打饼干	72.0	*面包（粗面粉）	64.0
	爆玉米花	55.0	*面包（80%大麦粉）	66.0
	酥皮糕点	59.0	*面包（棍子面包）	90.0
			*汉堡包	61.0

	食物名称	GI值	食物名称	GI值
薯类及淀粉制品	马铃薯（煮）	66.4	马铃薯粉条	13.6
	*马铃薯（烤）	60.0	马铃薯片（油炸）	60.3
	*马铃薯（蒸）	65.0	甘薯（山芋）	54.0
	*马铃薯（用微波炉烤）	82.0	甘薯（红，煮）	76.6
	*马铃薯（烧烤，无油脂）	85.0	藕粉	32.6
	*马铃薯泥	73.0	苕粉	34.5
水果	苹果	36.0	猕猴桃	52.0
	梨	36.0	柑	43.0
	桃	28.0	*柚	25.0
	*桃（罐头，含糖浓度低）	52.0	*菠萝	66.0
	*桃（罐头，含糖浓度高）	58.0	*芒果	55.0
	杏干	31.0	西瓜	72.0
	李子	24.0	芭蕉（甘蕉、板蕉）	53.0
	樱桃	22.0	香蕉	52.0
	葡萄	43.0	香蕉（生）	30.0
	葡萄干	64.0	*大枣	103
蔬菜	南瓜	75.0	芋头（蒸）	47.7
	胡萝卜	71.0	雪魔芋	17.0
饮料	苹果汁	41.0	可乐饮料	40.3
	菠萝汁（不加糖）	46.0	橘子汁	57.0
	冰激凌	61.0	*芬达软饮料	68.0

	食物名称	GI值	食物名称	GI值
乳类	牛奶	27.6	脱脂牛奶	32.0
	酸奶（加糖）	48.0	低脂奶粉	11.9
豆类及其制品	黄豆（浸泡，煮）	18.0	扁豆（红，小）	26.0
	黄豆（罐头）	14.0	扁豆（绿，小）	30.0
	豆腐（炖）	31.9	四季豆	27.0
	豆腐（冻）	22.3	*利马豆（棉豆）	31.0
	豆腐干	23.7	鹰嘴豆	33.0
	绿豆	27.2	*青刀豆	39.0
	绿豆挂面	33.4	青刀豆（罐头）	45.0
	蚕豆（五香）	16.9	罗马诺豆	46.0
	扁豆	38.0		
糖	葡萄糖	100	果糖	23.0
	蔗糖	65	蜂蜜	73.0
	绵白糖	83.3	麦芽糖	105.0
	胶质软糖	80.0	巧克力	49.0
混合膳食	馒头+酱牛肉	49.4	米饭+猪肉	73.3
	馒头+芹菜炒鸡蛋	48.6	米饭+鱼	37.0
	饼+鸡蛋炒木耳	48.4	米饭+芹菜+猪肉	57.1
	饺子（三鲜）	28.0	米饭+蒜苗	57.9
	包子（芹菜猪肉）	39.1	米饭+蒜苗+鸡蛋	68.0
	牛肉面	88.6	二合面窝头（玉米面+面粉）	64.9

注：引自《中国食物成分表2002》（中国疾病预防控制中心营养与食品安全所编著，北京大学医学出版社2002年出版）。带"*"者为引用国外数据。

附录2：部分食物主要营养成分

	食物	能量(千卡)	蛋白质(克)	脂肪(克)	糖类(克)	膳食纤维(克)	维生素A(微克当量)	维生素C(毫克)	钙(毫克)	钾(毫克)	铁(毫克)	锌(毫克)
主食类	小米	358	9.0	3.1	75.1	1.6	17	—	41	284	5.1	1.87
	米粉(干)	346	8.0	0.1	78.3	0.1	—	—	—	43	1.4	2.27
	燕麦片	367	15.0	6.7	66.9	5.3	—	—	186	214	7.0	2.59
	大麦	307	10.2	1.4	73.3	9.9	—	—	66	49	6.4	4.36
	糯米	348	7.3	1.0	78.3	0.8	—	—	26	137	1.4	1.54
	荞麦	324	9.3	2.3	73.0	6.5	3	—	47	401	6.2	3.62
	黑米	333	9.4	2.5	72.2	3.9	—	—	12	256	1.6	3.80
	芋头	79	2.2	0.2	18.1	1.0	27	6	36	378	1.0	0.49
	红小豆	309	20.2	0.6	63.4	7.7	13	—	74	860	7.4	2.20
	红芸豆	314	21.4	1.3	62.5	8.3	30	—	176	1215	5.4	2.07
	绿豆	316	21.6	0.8	62.0	6.4	22	—	81	787	6.5	2.18
	红薯	99	1.1	0.2	24.7	1.6	125	26	23	130	0.5	0.15
	鲜玉米	106	4.0	1.2	22.8	2.9	—	16	—	238	1.1	0.90
	玉米面(黄)	341	8.1	3.3	75.2	5.6	7	—	22	249	3.2	1.42
蔬菜类	西红柿	19	0.9	0.2	4.0	0.5	92	19	10	163	0.4	0.13
	油菜	23	1.8	0.5	3.8	1.1	103	36	108	210	1.2	0.33
	青椒	22	1.0	0.2	5.4	1.4	57	72	14	142	0.8	0.19
	生菜(叶用莴苣)	13	1.3	0.3	2.0	0.7	298	13	34	170	0.9	0.27
	菜花	24	2.1	0.2	4.6	1.2	5	61	23	200	1.1	0.38
	西兰花	33	4.1	0.6	4.3	1.6	1202	51	67	17	1.0	0.78
	红菜薹	41	2.9	2.5	2.7	0.9	13	57	26	221	2.5	0.90

食物	能量（千卡）	蛋白质（克）	脂肪（克）	糖类（克）	膳食纤维（克）	维生素A（微克当量）	维生素C（毫克）	钙（毫克）	钾（毫克）	铁（毫克）	锌（毫克）
芹 菜	14	0.8	0.1	3.9	1.4	10	12	48	154	0.8	0.46
黄 瓜	15	0.8	0.2	2.9	0.5	15	9	24	102	0.5	0.18
苦 瓜	19	1.0	0.1	4.9	1.4	17	56	14	256	0.7	0.36
夜 瓜（西葫芦）	18	0.8	0.2	3.8	0.6	5	6	15	92	0.3	0.12
四季豆	28	2.0	0.4	5.7	1.5	35	6	42	123	1.5	0.23
豇豆（鲜）	29	2.9	0.3	5.9	2.3	42	19	27	112	0.5	0.54
蚕豆（鲜）	104	8.8	0.4	19.5	3.1	52	16	16	391	3.5	1.37
毛豆（鲜）	123	13.1	5.0	10.5	4.0	22	27	135	478	3.5	1.73
荷兰豆	27	2.5	0.3	4.9	1.4	80	16	51	116	0.9	0.50
扁豆（鲜）	37	2.7	0.2	8.2	2.1	25	13	38	178	1.9	0.72
莴 笋	14	1.0	0.1	2.8	0.6	25	4	23	212	0.9	0.33
菠 菜	24	2.6	0.3	4.5	1.7	487	32	66	311	2.9	0.85
冬 瓜	11	0.4	0.2	2.6	0.7	13	18	19	78	0.2	0.07
绿豆芽	18	2.1	0.1	2.9	0.8	3	6	9	68	0.6	0.35
节 瓜	12	0.6	0.1	3.4	1.2	—	39	4	40	0.1	0.08
菜 心	25	2.8	0.5	4.0	1.7	160	44	96	236	2.8	0.87
芦 笋	19	1.4	0.1	4.9	1.9	17	45	10	213	1.4	0.41
鱼腥草	—	—	—	0.3	0.3	575	70	123	718	9.8	0.99
韭菜苔	33	2.2	0.1	7.8	1.9	80	1	11	121	4.2	1.34
蒜 薹	61	2.0	0.1	15.4	2.5	80	1	19	161	4.2	1.04
上海青（瓢儿白）	15	1.7	0.2	3.2	1.6	200	10	59	245	1.8	0.54

	食物	能量(千卡)	蛋白质(克)	脂肪(克)	糖类(克)	膳食纤维(克)	维生素A(微克当量)	维生素C(毫克)	钙(毫克)	钾(毫克)	铁(毫克)	锌(毫克)
蔬菜类	卷心菜(结球甘蓝)	22	1.5	0.2	4.6	1.0	12	40	49	124	0.6	0.25
	芥菜	24	2.5	0.4	3.6	1.0	242	51	80	210	1.5	0.5
	胡萝卜	43	1.4	0.2	10.2	1.3	668	16	32	193	0.5	0.14
	香菇	19	2.2	0.3	5.2	3.3	—	1	2	20	0.3	0.66
	紫菜(干)	207	26.7	1.1	44.1	21.6	228	2	264	1796	54.9	2.47
	木耳(干)	205	12.1	1.5	65.6	29.9	17	—	247	757	97.4	3.18
	金针菇	26	2.4	0.4	6.0	2.7	5	2	—	195	1.4	0.39
	荸荠	59	1.2	0.2	14.2	1.1	3	7	4	306	0.6	0.34
水果类	香蕉	91	1.4	0.2	22.0	1.2	10	8	7	256	0.4	0.18
	猕猴桃	56	0.8	0.6	14.5	2.6	22	62	27	144	1.2	0.57
	葡萄	43	0.5	0.2	10.3	0.4	8	25	5	104	0.4	0.18
	苹果	52	0.2	0.2	13.5	1.2	3	4	4	119	0.6	0.19
	柑橘	51	0.7	0.2	11.9	0.4	148	28	35	154	0.2	0.08
	西瓜	25	0.6	0.1	5.8	0.3	75	6	8	87	0.3	0.10
	草莓	30	1.0	0.2	7.1	1.1	5	47	18	131	1.8	0.14
	桃	48	0.9	0.1	12.2	1.3	3	7	6	166	0.8	0.34
	芒果	32	0.6	0.2	8.3	1.3	150	23	Tr	138	0.2	0.09
	木瓜	27	0.4	0.1	7.0	0.8	145	43	17	18	0.2	0.25
	鲜枣(大)	122	1.1	0.3	30.5	1.9	40	243	22	375	1.2	1.52
	干(大)	298	2.1	0.4	81.1	9.5	—	7	54	185	2.1	0.45
	樱桃	46	1.1	0.2	10.2	0.3	35	10	11	232	0.4	0.23

食物		能量（千卡）	蛋白质（克）	脂肪（克）	糖类（克）	膳食纤维（克）	维生素A（微克当量）	维生素C（毫克）	钙（毫克）	钾（毫克）	铁（毫克）	锌（毫克）
水果类	柚子	41	0.8	0.2	9.5	0.4	2	23	4	119	0.3	0.40
	梨	44	0.4	0.2	13.3	3.1	6	6	9	92	0.5	0.46
	菠萝	41	0.5	0.1	10.8	1.3	3	18	12	113	0.6	0.14
	哈密瓜	34	0.5	0.1	7.9	0.2	153	12	4	190	----	0.13
	石榴	63	1.4	0.2	18.7	4.8	—	9	9	231	0.3	0.19
	山竹	69	0.4	0.2	18.0	1.5	Tr	1.2	11	48	0.3	0.06
	榴莲	147	2.6	3.3	28.3	1.7	3	2.8	4	261	0.3	0.16
鱼肉蛋类	鸡蛋	144	13.3	8.8	2.8	—	234	—	56	154	2.0	1.10
	鸭蛋	180	12.6	13.0	3.1	—	261	—	62	135	2.9	1.67
	鹌鹑蛋	160	12.8	11.1	2.1	—	337	—	47	138	3.2	1.61
	鸭蛋	180	12.6	13.0	3.1	—	261	—	62	135	2.9	1.67
	鲈鱼	105	18.6	3.4	0	—	19	—	138	205	2.0	2.83
	草鱼	113	16.6	5.2	0	—	11	—	38	312	0.8	0.87
	石斑鱼	85	18.5	1.2	0	—	26	—	152	313	0.7	0.80
	杂色鲍鱼	84	12.6	0.8	6.6	—	24	—	266	136	22.6	1.75
	蛤蜊	62	10.1	1.1	2.8	—	21	—	133	140	10.9	2.38
	虾皮	153	30.7	2.2	2.5	—	19	—	991	617	6.7	1.93
	梭子蟹	95	15.9	3.1	0.9	—	121	—	280	208	2.5	5.50
	基围虾	101	18.2	1.4	3.9	—	—	—	83	250	2.0	1.18
	海虾	79	16.8	0.6	1.5	—	----	—	146	228	3.0	1.44
	鲑鱼	104	17.8	3.6	0	—	20	—	53	277	1.4	1.17

类	食物	能量（千卡）	蛋白质（克）	脂肪（克）	糖类（克）	膳食纤维（克）	维生素A（微克当量）	维生素C（毫克）	钙（毫克）	钾（毫克）	铁（毫克）	锌（毫克）
鱼肉蛋类	鲳鱼	140	18.5	7.3	0	—	24	—	46	328	1.1	0.80
	鲅鱼	121	21.2	3.1	2.1	—	19	—	35	370	0.8	1.39
	带鱼	127	17.7	4.9	3.1	—	29	—	28	280	1.2	0.70
	鲑鱼	139	17.2	7.8	0	—	45	—	13	361	0.3	1.11
	鱿鱼（鲜）	84	17.4	1.6	0	—	35	—	44	290	0.9	2.38
	猪大排	264	18.3	20.4	1.7	—	12	—	8	274	0.8	1.72
	牛肉（肥瘦）	125	19.9	4.2	2.0	—	7	—	23	216	3.3	4.73
	鸭肉	240	15.5	19.7	0.2	—	52	—	6	191	2.2	1.33
	猪小排	278	16.7	23.1	0.7	—	5	—	14	230	1.4	3.36
	羊肉（肥瘦）	203	19.0	14.1	0	—	22	—	6	232	2.3	3.22
	鸡肉	167	19.3	9.4	1.3	—	48	—	9	251	1.4	1.09
	猪肝（鲜）	129	19.3	3.5	5.0	—	4972	20	6	235	22.6	5.78
	煮卤猪肝	203	26.4	8.3	5.6	—	4200	—	68	188	2.0	0.35
大豆制品	黄豆	359	35.0	16.0	34.2	15.5	37	—	191	1503	8.2	3.34
	黑豆	381	36.0	15.9	33.6	10.2	5	—	224	1377	7.0	4.18
	豆腐	81	8.1	3.7	4.2	0.4	—	—	164	125	1.9	1.11
	豆腐干	140	16.2	3.6	11.5	0.8	—	—	308	140	4.9	1.76
奶类	酸奶	72	2.5	2.7	9.3	—	26	1	118	150	0.4	0.53
	奶酪干酪	328	25.7	23.5	3.5	—	152	—	799	75	2.4	6.97
	牛奶	54	3.0	3.2	3.4	—	24	1	104	109	0.3	0.42

食 物		能量 （千卡）	蛋白质 （克）	脂肪 （克）	糖类 （克）	膳食纤维 （克）	维生素A （微克当量）	维生素C （毫克）	钙 （毫克）	钾 （毫克）	铁 （毫克）	锌 （毫克）
坚 果 类	大杏仁	503	19.9	42.9	27.8	18.5	—	26	49	169	1.2	4.06
	核桃	627	14.9	58.8	19.1	9.5	5	1	56	385	2.7	2.17
	开心果	567	20.95	44.82	—	9.9	—	—	107	—	4.03	2.34
	西瓜子 （炒）	573	32.7	44.8	14.2	4.5	—	—	28	612	8.2	6.76
	葵花子 （炒）	616	22.6	52.8	17.3	4.8	5	—	72	491	6.1	5.91
	花生（炒）	589	21.7	48.0	23.8	6.3	10	—	47	563	1.5	2.03
	鲍鱼果	656	14.32	66.43	—	7.5	—	—	160	—	2.43	4.06
	榛子（炒）	594	30.5	50.3	13.1	8.2	12	—	815	686	5.1	3.75
	长寿果	710	9.50	74.27	—	9.4	—	—	72	—	2.80	5.07
	夏威夷果	718	7.79	76.08	—	8.0	—	—	70	—	2.65	1.29

注1：本表引自《中国食物成分表2002》（中国疾病预防控制中心营养与食品安全所编著，北京大学医学出版社2002年出版），且以100克可食部计。

注2：1千卡=4.18千焦。在本书中，我们一律使用"千卡"（kcal）这一能量单位。

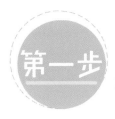

第一步 The first step
称量体重，确定你每天需要多少能量

掌握自己的体重，有助于确定我们每天需要多少能量，并且可以检验摄入的总能量是否合理。

估算一个人每天需要多少能量的公式是"总能量＝（身高−105）×30"。假设某糖尿病患者身高为165厘米，则总能量为（165−105）×30=1800千卡。这就是他每天需要摄入的能量，是每天食谱能量的目标值。

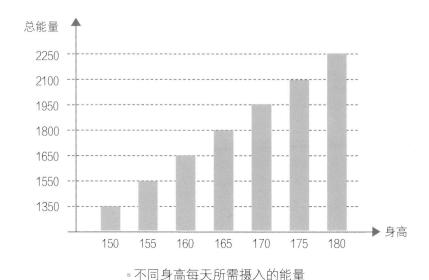

■ 不同身高每天所需摄入的能量

当然，这只是一个非常粗略的数值。如果你的年纪尚轻、体形偏瘦、劳动强度较大的话，就需要增加能量目标值；如果是老年人、体形偏胖、体力活动不多的话，能量目标值就要相应减少。如果估算结果刚好处于两个能量等级之间（比如是1700千卡），四舍五入近似取整即可，则可酌情选择1600千卡或1800千卡。这种估算方法是粗略的，没必要太"精打细算"。

　　此外，体重的变化可以反映进食量（总能量）是否合理。摄入的总能量多于消耗，体重便会增加，反之亦然。对于糖尿病患者而言，适度减肥可使胰岛素抵抗减轻，并有助于改善血糖和血脂状况，降低血压。

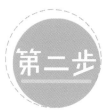

第二步　The second step
查询表格，各种食物吃多少心中有数

表1　大类日常食物所含的营养元素

分　类	食物名称	所含营养元素
谷类、薯类和杂豆类	大米、玉米、红薯、马铃薯、芋头、绿豆、红豆等	淀粉、蛋白质、B族维生素和膳食纤维等
蔬　菜	菠菜、茼蒿、芹菜、蒜薹、菜花、番茄、青椒等	含膳食纤维、钾、钙、镁、维生素C、维生素B_2、叶酸、胡萝卜素等
水　果	苹果、梨、桃、杏、李子、樱桃、葡萄、柚等	富含糖、膳食纤维、各种矿物质及维生素等
禽畜肉类	猪肉、牛肉、羊肉、鸡肉、鸭肉等	含优质蛋白质、饱和脂肪酸，无机盐和维生素含量较少
鱼和海鲜	鲤鱼、鲫鱼、虾、蟹等	除优质蛋白外，还提供丰富的脂类、维生素、矿物质等重要营养素
蛋　类	鸡、鸭、鹅和鹌鹑蛋等	含有人体所需要的必需氨基酸、维生素、矿物质，胆固醇含量较高

分　类	食物名称	所含营养元素
奶和奶制品	牛奶、酸奶、炼乳等	优质蛋白、微量元素和维生素等
大豆及制品	黄豆、豆腐、豆浆、豆腐干、素鸡、腐竹等	含优质蛋白、不饱和脂肪酸、B族维生素、矿物质、膳食纤维等
食物油	动物油或植物油等	能量、必需脂肪酸
食　盐	碘盐、低钠盐、酱油等	钠、碘、钾等

这十大类食物（见表1）组成了我们每日的膳食。由于每个人每日所需的总能量不尽相同，所以这十类食物的摄入量也有差别，可以从下面的表格查询出对应能量等级的食物摄入量。

表2　不同能量等级建议的食物摄入量（克/日，生重或干重）

食物种类 ＼ 能量等级（千卡）	1400	1600	1800	2000	2200	2400
谷类，杂豆	200	225	250	300	300	350
大豆类	30	30	30	40	40	40
蔬　菜	300	350	400	450	500	500
水　果	200	200	200	300	300	400
肉　类	25	50	50	50	75	75
鱼　虾	50	50	75	75	100	100
奶　类	300	300	300	300	300	300
蛋　类	25	25	25	25	50	50
烹调油	20	20	25	25	25	30
食　盐	5	5	5	5	5	5

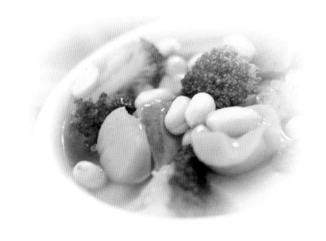

确定这些食物重量之后，分别选定具体的食物品种，安排成一日三餐，三顿正餐可以平均分配，即每餐进食总量（能量）大致相同，也可以早餐相对少一些，午餐和晚餐相对多一些，从而确定了糖尿病患者的每日食谱。

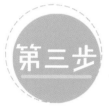

第三步 The third step
使用工具，科学安排丰盛的一日三餐

为了安排种类丰富、营养合理的一日三餐，我们需要掌握一些"工具"：一是各种厨房用的称量用具，二是可以作为不同食物相互代换依据的食物交换表。

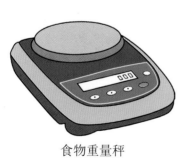

食物重量秤

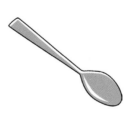

盐勺（每勺2克盐）

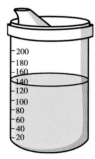

带刻度的小油壶

一般来说，主食的生重和熟重、肉类和鱼虾的生重、大豆制品的烹调前重量、水果的鲜重需要准确的称量。而蔬菜、蛋类容易估算，牛奶的重量看标签即可，烹调油和食盐的重量只能实行总量控制，即每星期吃一定重量。

表3 谷类、薯类和杂豆类互换表（相当于1份，即50克米或面的食物）

食物名称	重量（克，市品[1]）	食物名称	重量（克，市品[1]）
稻米或面粉	50	绿 豆	50
玉米面	50	红小豆	50
荞麦面	50	芸 豆	50
燕麦片	50	蚕豆（干）	50
薏 米	50	扁 豆	50
挂 面	50	豌豆（干）	50
切 面	60	眉 豆	50
米 饭	110～150 [2]	红薯（生）	170
米 粥	380 [2]	马铃薯（生）	250
米粉（干）	50	芋 头	250
馒 头	80	鲜玉米	350
花 卷	80	油 条 [3]	45
烙 饼	70	面 包	55
烧 饼	60	饼 干 [3]	40
煎 饼	50	方便面 [3]	35

[1] "市品"指带壳、带皮等不能食用部分的重量，是毛重，不是净重。

[2] 米饭和米粥的重量与加水量有很大关系，最好自己称量计算"熟生比"（见下文），表格数据谨供参考。

[3] 不建议糖尿病患者选用的食物。

安排主食

　　谷类、薯类和杂豆类食物经常被我们当做主食，是每日膳食的重要组成。糖尿病患者可以根据自己的饮食偏好，灵活变化主食花样，但应控制主食总量，避免单调重复。表3中的各种食物虽然重量不完全相同，但都是1份（含的能量相同），可以相互替换。在我们的生活中，往往是一家人一起食用主食，或者一次准备几餐的主食。简单的办法是称量主食类原料的总重量，再数一数制作好主食的份数，相除就得到了每份主食的重量。

　　上面讨论的食物重量都是生重，而不是做熟之后主食的重量，所以主食还涉及"熟生比"的换算。如何知道应该吃多少主食呢？举个例子，我们可以在做饭加水之前先称量大米的生重（比如500克），做好之后再称量熟重（比如1250克），这一锅米饭的"熟生比"是2.5（熟重是生重的2.5倍）。如果午餐应该食用大米100克，那么称250克米饭就可以了。

安排肉蛋鱼类

　　肉蛋鱼类食物并不是每天都要吃，鸡蛋可以隔天吃1个，鱼虾和肉类也可以采用交替食用的方法。

　　要称量已经烹制菜肴中的肉蛋鱼类（熟重）是非常困难的，因为常常混有汤汁或其他食材，难以计算"熟生比"。可行的办法是先称重后烹饪，待菜肴烹制好之后，平均分成若干份（可以是份，也可以是片、块），糖尿病患者再根据自己的需要食用。

　　这里肉蛋鱼类的重量均是指"可食部"，即可以吃的肉，不包括骨头等丢弃部分。

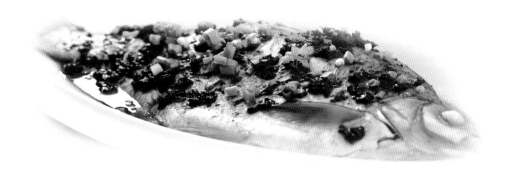

表4 肉类互换表（相当于50克鲜肉的食物）

食物名称	重量（克，市品[1]）	食物名称	重量（克，市品[1]）
瘦猪肉（生重）	50	酱牛肉	35
猪排骨（生重）	85	牛肉干	30
猪肉松	30	烧鸡（熟重）	60
火腿肠	85	鸡 肉	50
广式香肠	55	鸡腿（生重）	90
酱肘子	35	鸡翅（生重）	80
瘦羊肉	50	鸭 肉	50
瘦牛肉	50	肥瘦肉、肥牛、肥羊[2]	25

[1] "市品"指带壳、带皮等不能食用部分的重量，是毛重，不是净重。

[2] 肥猪肉、五花肉、肥牛、肥羊含大量脂肪，与瘦肉相比，能量更高，不建议选用，但如果选用这些高能量肉类食物应该减半量。

表5 鱼虾类互换表（相当于净重50克鱼虾的食物）

食物名称	重量（克，市品[1]）	食物名称	重量（克，市品[1]）
草 鱼	85	大黄鱼	75
鲤 鱼	90	带 鱼	65
鲢 鱼	80	鲅 鱼	60
鲫 鱼	85	墨 鱼	70
鲈 鱼	85	蛤 蜊	130
鲳鱼（平鱼）	70	虾	80
鳙鱼（胖头鱼）	80	螃 蟹	105

[1] "市品"指带壳、带皮、带骨等不能食用部分的重量，是毛重，不是净重。

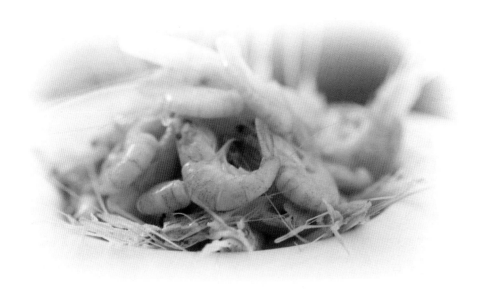

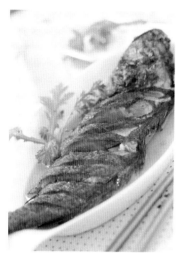
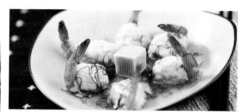
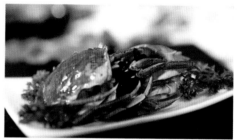

多样化食谱最好有鱼虾也有肉类，但因地制宜地替换一下，即多吃鱼虾少吃肉类，或多吃肉少吃鱼虾也是可以的，两者可以按照1∶1比例（净重）互换。如果是鱼虾、肉类都不吃的人，适当增加大豆制品、坚果的摄入。但是，肉类不能与粮食或蔬菜水果互相替换，更不能与烹调油互相替换。

安排大豆制品类

大豆制品（如豆腐、豆浆、豆腐干、豆腐皮、豆腐卷、素鸡、腐竹等）一向是健康饮食的组成部分。不过，糖尿病肾病出现肾功能不全，需要低蛋白饮食时，一般不再推荐大豆制品，其他蛋白食物亦需限量。

体重不超标、血脂也正常的糖尿病患者可以选用少量（如每天5～10克）坚果代替等量大豆。

表6 大豆制品互换表（相当于50克大豆的食物）

食物名称	重量（克[1]）	食物名称	重量（克[1]）
大豆、黄豆、黑大豆	50	豆腐丝	80
北豆腐（老豆腐）	145	素鸡	105
南豆腐（嫩豆腐）	280	腐竹	35
内酯豆腐	350	豆浆	750
豆腐干	110	千张	70
油豆皮	35		

[1] 根据蛋白质含量折算。

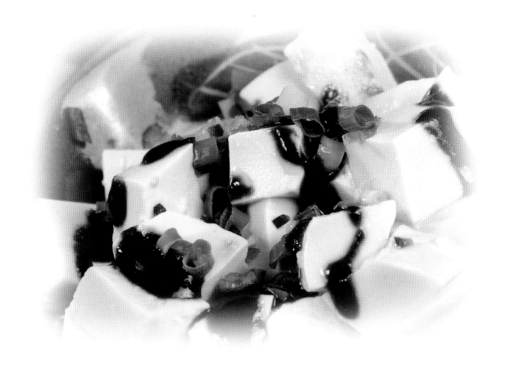

安排奶类

表7 不同能量等级建议的奶类摄入量（克/日，生重或干重）

能量等级（千卡）	1400	1600	1800	2000	2200	2400
奶 类	300	300	300	300	300	300

糖尿病患者最好选用低脂或脱脂的牛奶（普通牛奶也可以），可以作为早餐或加餐食用。

有些奶制品，如酸奶、早餐奶等加了少量的蔗糖（白砂糖），但不会对餐后血糖造成明显影响，仍可以选用。但乳饮料或乳酸饮料（营养快线、果粒奶、优益C、养乐多等）含有大量的糖，且营养价值较低，糖尿病患者不宜选用。

安排蔬菜

因为蔬菜含能量很少，升高餐后血糖的作用较弱，与其他食物混合食用时还抑制餐后血糖升高，所以蔬菜无须严格控制或准确称量，只需大致估算即可。

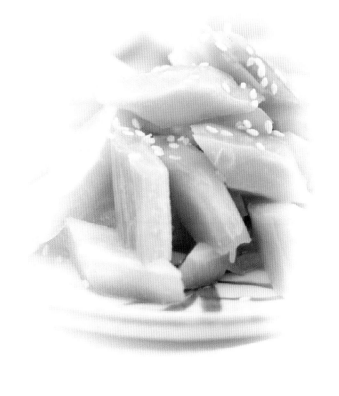

不过，马铃薯、红薯、芋头、山药、莲藕、荸荠等富含淀粉，不宜作为蔬菜，而应按照主食的标准和方法食用。胡萝卜、甜菜、南瓜等蔬菜血糖生成指数（GI）较高，也不宜大量食用。

安排水果

水果含糖较多，故对餐后血糖有明显影响。由于水果的含糖量受各种因素影响较大，所以水果互换表的作用有限。糖尿病患者在选择水果时，可以参考以下三点建议：

① 严格控制水果总食用量，不同能量等级患者每日水果摄入量见下表。

表8 不同能量等级患者每日水果摄入量

能量等级（千卡）	1400	1600	1800	2000	2200	2400
水　果	200	200	200	300	300	400

② 尽量选用血糖生成指数（GI）较低的苹果、梨、桃、杏、李子、樱桃、葡萄、柑、柚等，少选用血糖生成指数（GI）较高的菠萝、杧果、西瓜、芭蕉、香蕉等，如选用这些水果，要减量为100克（以1800千卡为例）。

③ 水果宜作为加餐（正餐中间或者睡前一小时）食用，不宜与正餐一起食用或者餐后立即吃水果。

安排烹调油

表9 不同能量等级患者每日烹调油摄入量

能量等级（千卡）	1400	1600	1800	2000	2200	2400
烹调油	20克	20克	25克	25克	25克	30克

常用的烹调油既有动物油，又有植物油。一般来说，植物油相比动物油更健康。特别需要指出的是，橄榄油或油茶籽油富含的油酸对控制血糖具有特殊意义，推荐食用。

好油√	橄榄油	油茶籽油	亚麻油	玉米油	花生油	大豆油
坏油×	氢化油	棕榈仁籽油	黄油	棕榈油	椰子油	猪油

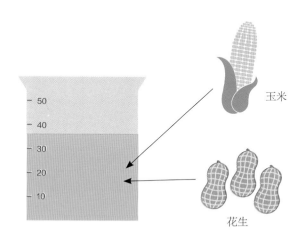

■食用油多样化

在用小油壶称取烹调油时，可以同时加入数种植物油，如玉米油、花生油、橄榄油、亚麻油等，以实现食用油多样化。

烹调油的重量只能实行总量控制，即每星期吃一定重量。比如烹调油每天25克，不必天天称量，而是称量好一周的用量即可。如果本周在外就餐次数较多，还要相应减量。

控制食盐

表10　不同能量等级患者每日食盐摄入量

能量等级（千卡）	1400	1600	1800	2000	2200	2400
食　盐	5克	5克	5克	5克	5克	5克

糖尿病患者每餐用盐不要超过2克（1小勺，超市有售标准盐勺），推荐选用

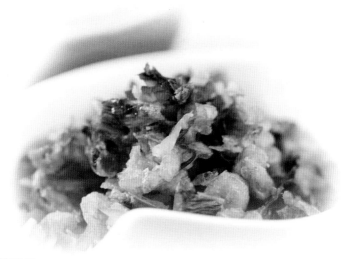

低钠盐代替普通盐。

除食盐外，酱油（生抽和老抽）、豆豉、大酱、豆瓣酱、调味酱、调料包、味精、鸡精等也含有较多的食盐或钠。糖尿病患者食用它们时，要减少相应食盐。

- 20毫升酱油=3克食盐。
- 10克大酱=1.5克食盐。
- 5克味精=1克食盐。

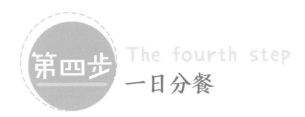

第四步 The fourth step
一日分餐

在控制每日食物总量的前提下，增加餐次有助于控制餐后血糖。建议糖尿病患者一日五餐，即早午晚3顿正餐，再分别于上午（下午亦可）和晚上加餐2次。为了简便，一次加餐是水果，另一次加餐是奶类、大豆制品（或坚果）。

三顿正餐可以平均分配，即每餐进食总量（能量）大致相同，也可以早餐相对少一些，午餐和晚餐相对多一些。后一方案特别适合空腹血糖（基础血糖）升高明显，而餐后血糖控制尚可的患者。

表11 一周食谱

	早餐（7:00）	加餐（9:30）	午餐（12:00）	加餐（15:00）	晚餐（19:00）
星期一	低脂牛奶200克 红豆小米黑米粥（主食50克）[70页] 凉拌豌豆苗半份[113页]	水果100～200克	二米饭（主食100克）[78页] 豆豉蒸鲳鱼（鱼肉140克）[159页] 白灼菜心1份[104页]	酸奶100克	全麦馒头（主食100克）[87页] 炝炒包菜半份[136页] 千张炒韭菜半份[192页]
星期二	蒸蛋羹1个[203页] 豆沙饼半个[91页] 双花拌萝卜半份[125页]	水果100～200克	杂粮米饭（主食100克）[80页] 白萝卜烧牛肉5块（牛肉100克）[144页] 蚝油生菜1份[108页]	酸奶100克	荞麦面馒头（主食100克）[188页] 豉汁豆腐1/3份（豆腐90克）[186页] 荷兰豆炒丝瓜1份[120页]
星期三	低脂牛奶200克 大麦米粥（主食50克）[73页] 香辣三丝半份[133页]	水果100～200克	杂豆米饭（主食100克）[182页] 鲩鱼焖豆腐（鱼肉150克、豆腐100克）[163页] 酸辣茼蒿1份[115页]	酸奶100克	二合面馒头（主食100克）[89页] 蚝油油菜半份[109页] 炒素菇半份[129页]
星期四	低脂牛奶200克 煮鸡蛋1个[198页] 时蔬麦片粥（主食50克）[77页]	水果100～200克	红豆米饭（主食100克）[81页] 茶树菇烧排骨2块[142页] 韭菜炒绿豆芽1份[112页]	酸奶100克	豆面窝窝头（主食100克、黄豆粉32）[92页] 蚝油西蓝花1份[122页] 嫩笋炒香菇半份[128页]

	早餐（7:00）	加餐 （9:30）	午餐（12:00）	加餐 （15:00）	晚餐（19:00）
星期五	低脂牛奶200克 咸鸭蛋1个 [199页] 胡萝卜小米粥 （主食50克） [75页]	水果 100～200克	二米饭 （主食100克） [78页] 翡翠虾仁半份 （虾仁75克） [172页] 干煸苦瓜半份 [117页]	酸奶 100克	大葱花卷（主食100克）[90页] 肉丝炒三菇半份（瘦肉50克）[137页] 芹菜炒豆干半份（豆腐干65克）[191页]
星期六	低脂牛奶200克 全麦馒头半个 （主食50克） [87页] 酸辣瓜条半份 [116页]	水果 100～200克	杂粮杂豆米饭 （主食100克） [83页] 鲜菇蒸鳕鱼 （鱼肉约150克） [82页] 干煸苦瓜半份 [117页]	酸奶 100克	菠菜汤面（主食100克，瘦肉50克）[97页] 千张炒莴笋半份（千张40克）[193页]
星期日	低脂牛奶200克 胡萝卜鸡蛋饼 （主食50克，鸡蛋25克） [95页] 蒜泥扁豆1份 [126页]	水果 100～200克	高粱绿豆饭 （主食100克） [84页] 清炒鲜茶树菇半份 [130页] 清炒莜麦菜1份 [114页]	酸奶 100克	三鲜蒸饺（主食100克，黄豆20克）[101页] 豆浆（150毫升，相当于黄豆10克）

注：食谱中页码为正文页码。